Hillebrecht

Akupressur – Das große Praxisbuch

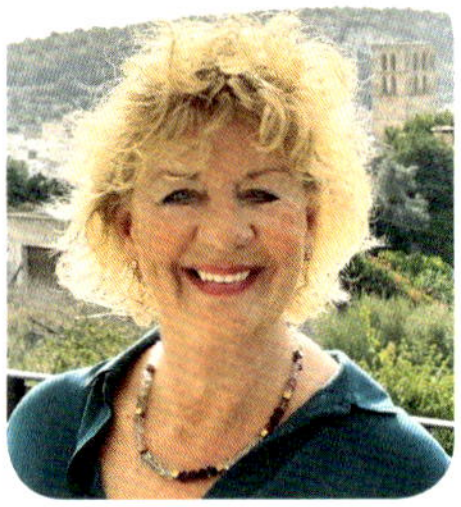

Maitri Hillebrecht »punktierte« bereits als fünfjähriges Kind den Rücken ihrer Großmutter. Als sie ihre schwere Migräne schließlich mit Akupressur heilen konnte, machte sie die sanfte Selbsthilfemethode zu ihrem Beruf. In ihrer Wahlheimat Mallorca ließ sie sich Anfang der 1990er-Jahre zur Akupresseurin und Reiki-Meisterin ausbilden. In dieser Zeit fasste sie ihre Kenntnisse über Akupressur zusammen und konzipierte ein umfassendes Praxisbuch zur Selbsthilfe und als Orientierung für Therapeuten.

Dank
Mein besonderer Dank gilt Anja Stein (Journalistin), Henriette Krause, Barbara, Andreas Köhn (Vorstand VS in ver.di) und dem gesamten TRIAS-Team.

Maitri Hillebrecht

Akupressur – Das große Praxisbuch

Gesund von Kopf bis Fuß: Blockaden lösen, Beschwerden und Schmerzen lindern

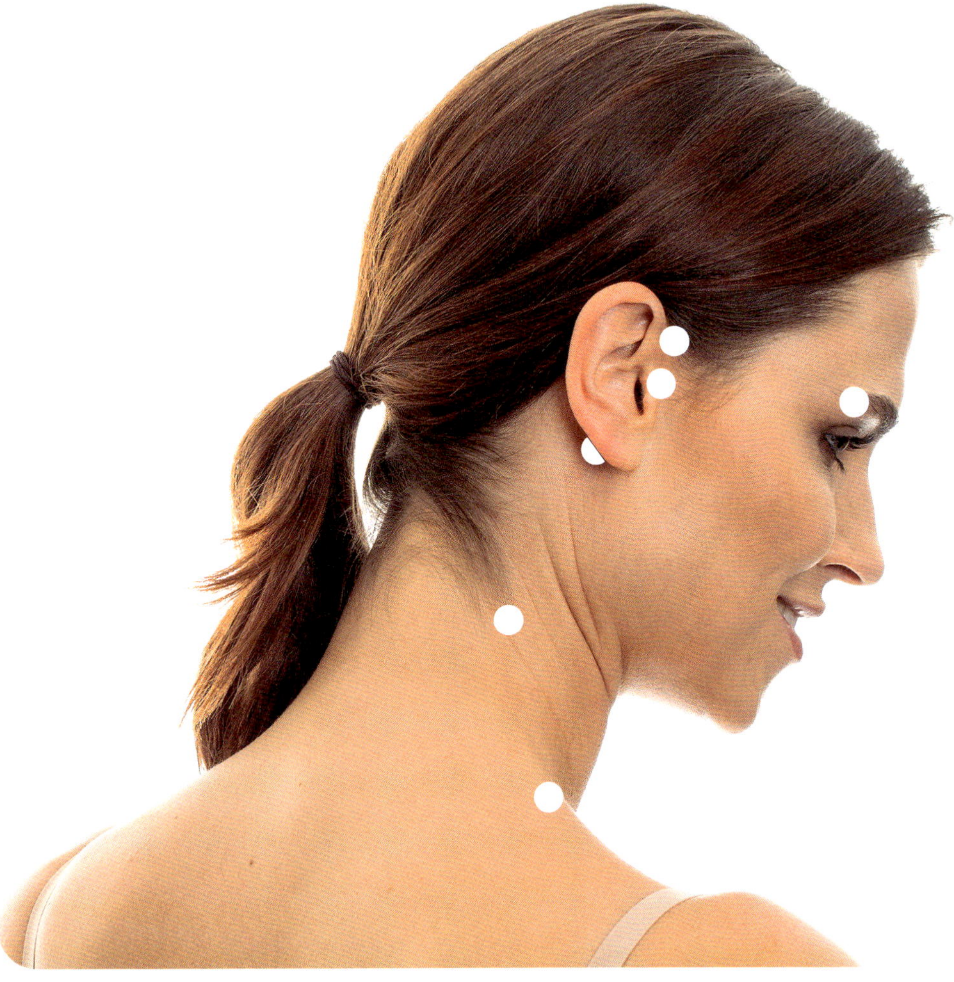

TRIAS

Liebe Leserinnen, liebe Leser,

mit diesem Buch möchte ich als praktizierende Therapeutin für Akupressur, Reiki-Meisterin und Mutter dreier Kinder all jenen eine Fibel in die Hand geben, die Mitverantwortung für ihre Gesundheit und ihr Wohlbefinden übernehmen wollen, indem sie ihre eigenen Beschwerden und die ihrer Familie durch Akupressur lindern möchten.

Viele Erkrankungen können durch Heilverfahren, die die körpereigenen Selbstheilungskräfte ansprechen, selbst behandelt werden. Das kann ich aus eigener Erfahrung bestätigen, denn ich war vor ca. 30 Jahren »reich an Symptomen« und habe mich selbst gegen Migräne, Depressionen, Magenschleimhautentzündung und Nackensteife erfolgreich behandelt. Gerade Kinder, dies konnte ich während meiner langjährigen Erfahrung beobachten, reagieren schnell und intensiv auf diese sanfte Behandlungsmethode. Natürlich kann keine Selbsthilfemethode den Arzt ersetzen. Lassen Sie daher grundsätzlich abklären, ob hinter Ihren Symptomen nicht vielleicht eine ernste Erkrankung steckt. Sprechen Sie Ihr Vorgehen im Zweifelsfall mit dem Arzt ab.

Für ganzheitlich denkende Ärzte, Heilpraktiker, Masseure und Physiotherapeuten soll dieses Buch eine übersichtliche Stütze sein. Im Anhang ist ein Verzeichnis mit über 800 Indikationen angegeben, aus dem in kürzester Zeit die entsprechenden Punkte oder Meridiane herausgesucht und behandelt werden können. Darüber hinaus sind alle Quell- und Schleusenpunkte sowie die Verbindungspunkte auf einen Blick zu erkennen.

Ich freue mich darüber, dass es mir gelungen ist, anderen und mir selbst einen aktiven und positiven Umgang mit den jeweiligen Erkrankungen zu ermöglichen. Mit diesem Buch möchte ich Sie ermutigen, sich erfolgreich selbst zu behandeln. Ich denke, Sie werden erstaunt sein, wie wirkungsvoll diese Methode ist, die Sie ohne entsprechende Vorkenntnisse erlernen können, und wie interessant es sein kann, sie anzuwenden.

Informationen zur Benutzung des Buches

Ich habe dieses Buch in erster Linie für Menschen geschrieben, die kaum oder wenige Kenntnisse über Akupressur haben. Deshalb lag es mir am Herzen, alles Wissenswerte über die Akupressur und über die Behandlung mit Akupressur verständlich und anschaulich darzustellen. So habe ich vor allem Punkte aufgeführt, die auch für Einsteiger leicht zu finden sind und bei Kinderkrankheiten behandelt werden können.

Im Stichwortregister finden Sie über 800 Krankheitsanzeichen sowie sogenannte leichte Beschwerden, anhand derer Sie mühelos das gesamte Buch nach hilfreichen Punkten oder Tipps zur Selbstbehandlung durchforsten können. Doch auch bei schweren Krankheiten wird Akupressieren immer eine positive Wirkung zeigen, denn es können die psychischen Begleitsymptome wie z. B. Angst oder Phobien mitbehandelt und der Heilungsprozess unterstützt werden.

Da ich in erster Linie energetische Beziehungen zwischen körperlichen Beschwerden, Gefühlen und Lebenseinstellungen aufzeige, finden sich in diesem Buch ergänzende Aspekte zu vielen alternativen Selbstheilungsmethoden wie zum Beispiel zu Qi Gong, zu Tai Chi, zur Behandlung mit Bachblüten oder Reiki.

Wenn Sie sofort mit der Akupressur-Behandlung beginnen wollen, widmen Sie sich zuvor dem Kapitel »Akupressur selbst anwenden« (Seite 19). Hier finden Sie Informationen und Hinweise, wie Sie die zu behandelnden Punkte auswählen und welche Griffe Sie bei der Behandlung anwenden sollten. Auch Angaben zur Behandlungsdauer und allgemeine Tipps werden Ihnen den Einstieg in die praktische Arbeit erleichtern.

Sind Sie an den energetischen Zusammenhängen interessiert, die der Akupressur und dem Meridiansystem zugrunde liegen, können Sie sich in den ersten beiden Kapiteln allgemein darüber informieren und in dem Kapitel »Wie Meridiane und Chakren uns beeinflussen« (Seite 109) die Zusammenhänge ganz konkret nachvollziehen. Hier finden Sie auch für jeden Meridian die spezifischen Symptome, die Sie zur Diagnose heranziehen können. Meiner Meinung nach ist alles Energie! Meridiane sind die Energieleitbahnen im menschlichen Organismus und bestimmen die Gesundheit der inneren Organe im Wechselspiel mit der Psyche.

Nach und nach erforschen Sie die Hintergründe der Akupressur, erkennen Zusammenhänge und scheinbare Zufälle ergeben auf einmal ein ganz logisches Bild. So werden Sie durch die energetische bzw. ganzheitliche Sichtweise oft zu einfachen Lösungen geführt, die darin liegen können, dass Sie zum Beispiel jemanden in den Arm nehmen oder sich in den Arm nehmen lassen, dass Sie sich auf eine bestimmte Farbe besinnen oder ein Duftbad mit einem individuell passenden Aromaöl nehmen. Ebenso werden Sie darüber erschließen können, welche Bachblüte Sie einnehmen oder auf welche Affirmation Sie sich täglich besinnen können.

Sicherlich wird es Ihnen ein gutes Gefühl geben, sich aktiv um Ihre Gesundheit und die Ihrer Familie und Freunde kümmern zu können. Auf diese Weise wird ein wichtiger Prozess in Gang gesetzt. Sie nehmen im wahrsten Sinne des Wortes Ihre Beschwerden selbst in die Hand und sehen sich selbst nicht mehr als hilfloses Opfer Ihrer Leiden. Sie beginnen dadurch, sich verantwortungsvoll um Ihre Gesundheit und Ihr Wohlbefinden zu kümmern. Dies ist der erste Schritt zur Heilung und Verbesserung Ihres körperlichen und seelischen Zustandes.

Maitri Hillebrecht

Mallorca, im Frühjahr 2023

Alles ist Energie

Die biologischen und physiologischen Vorgänge im menschlichen Körper, die seelischen und psychischen Befindlichkeiten des Menschen, aber auch die Lebensvorgänge in der Natur sind Ausdruck bestimmter Energien.

Qi – die vitale Lebensenergie

Von den unzähligen Energieformen, die in der chinesischen Medizin unterschieden werden, nimmt das Qi, die vitale Lebensenergie, eine zentrale Stellung ein.

» *Qi ist Materie, die man nicht sieht, wie auch Luft Materie ist, die man nicht sieht.* «

Lao Tse

Das Qi (Chi) ermöglicht das Leben und ist in Pflanzen, Tieren, Wasser, Nahrungsmitteln und Luft anwesend. Diese Lebensenergie, die wir durch unsere Chakren und unsere Aura, über Nahrung und Atmung aufnehmen, fließt in den Meridianen, den Energieleitbahnen, durch unseren Körper. Sie versorgt und ernährt die Organe und gewährleistet, dass wir uns in unserem physischen Körper wohl fühlen. Da die Lebensenergie auch durch die Chakren transformiert wird, beeinflusst sie auch unser psychisches und geistiges Befinden.

Ying und Yang

Yin und Yang sind zwei sich ergänzende Energiequalitäten und Kräfte, die in allen biologischen Vorgängen, aber auch als eigenständige Prinzipien wahrgenommen werden können.

Die Qualitäten von Yin und Yang

Yang entspricht den Qualitäten der Aktivität, des Tages, der Sonne, des Geistes, während Yin den Qualitäten der Ruhe und des Empfangens, der Nacht, des Mondes und des Körpers zugeordnet werden kann. So gibt es keinen Tag ohne Nacht, keine Ruhe ohne Bewegung und somit auch kein Yang ohne Yin und kein Yin ohne Yang. Yin und Yang bedingen sich gegenseitig und ergänzen sich in unaufhörlichen Prozessen der Umwandlung. Dieser immerwährende Umwandlungsprozess führt zu Harmonie und Ganzheit.

Die nachfolgende Tabelle (Seite 9) soll Ihnen einen Einblick in die unterschiedlichen Qualitäten von Yin und Yang geben. So können Sie herausfinden, ob Ihre Energien ausgeglichen, mehr Yang oder Yin betont sind und inwiefern Sie sich von bestimmten Qualitäten besonders angezogen fühlen.

Yin- und Yang-Meridiane

Die Meridiane werden ihrer Qualitäten entsprechend in Yin- oder Yang-Meridiane unterteilt.

- **Die Yin-Meridiane** laufen in den Innenseiten beider Arme von der Achselhöhle nach unten in Richtung der Hände bzw. in die Finger. In den Innenseiten der Beine laufen die Yin-Meridiane von den Füßen aufwärts.
- **Die Yang-Meridiane** beginnen ihren Verlauf an den Fingern, bzw. Händen und laufen an den Außenseiten der Arme nach oben über die Schulter zum Kopf hin. An den Außenseiten des Rumpfes oder der Beine fließen die Yang-Meridiane von der oberen Körperhälfte abwärts in die untere.

Yin- und Yang-Phasen

Lassen Sie sich auf das Spiel der Energien ein und beobachten Sie, wie sich Ihre Gedanken und Empfindungen in dem Zusammenspiel von Yin und Yang verändern. Das Verständnis und das Wissen um diese

Die Qualitäten von Yin und Yang

	Yin	Yang
Prinzipien	Erde	Himmel
	weiblich	männlich
	passiv	aktiv
	Raum	Zeit
	Hemmung	Impuls/Stimulans
	Elektron	Positron
	Minuspol	Pluspol
Natur	Nacht	Tag
	Mond	Sonne
	Dunkelheit	Licht
	Herbst	Frühling
	Winter	Sommer
	feucht	trocken
	kalt	heiß
Eigenschaften	innen	außen
	nach oben	nach unten
	langsam	schnell
	vertikal	horizontal
	aufgelöst	strukturiert
	pflanzlich	tierisch
	handwerklich	intellektuell
	spirituell	materiell
	ausdehnend	zusammenziehend
	unstet	stetig
	sein	tun

	Yin	Yang
Körper	rechte Gehirnhälfte	linke Gehirnhälfte
	Parasympathikus	Sympathikus
	Hypofunktion	Hyperfunktion
	Bauch	Rücken
	innere Organe	Haut
	chronische Erkrankungen	akute Erkrankungen
	Einatmen	Ausatmen
	Entspannung	Anspannung
	Protein/Fett	Mineral
	Anabolismus	Katabolismus

beiden gegensätzlichen und sich ergänzenden Kräfte erweitert unser Bewusstsein: Wir lernen, ganzheitlich wahrzunehmen und zu denken. Energieströme, welche die Dynamik der Lebensaktivität und der universellen Zyklen bestimmen, sind Yin- oder Yang-Phasen. Das Große und Ganze bewegt sich in ihnen.

Diese Phasen zeigen sich sowohl im Laufe des Tages zu bestimmten Uhrzeiten als auch über längere Zeiträume. Wir sollten in erster Linie lernen, damit umzugehen und diese Phasen bei uns selbst zu respektieren, anstatt gegen den natürlichen Strom zu schwimmen und uns so zu schaden.

Oft ist vor wichtigen Veränderungsphasen in unserem Leben eine Zeit der Ruhe (Yin) und Reflexion angesagt und ohne erkennbaren Grund fühlen wir uns eher müde und haben ein ausgeprägtes Ruhebedürfnis. Genießt man diese Zeit und nutzt sie zum Neu-Überdenken der derzeitigen Lebensweise, handelt man sicher weiser, als sich unnütz anzutreiben. Wir bereiten uns so am besten für die kommende Yang-Phase vor. Diese Zeitphase ist dann voller Aktivität und Kreativität und wir verbreiten nun unsere erneuerte und angesammelte Energie.

Bezieht man die Yin- bzw. Yang-Phasen auf ein Projekt, so wäre die Yin-Phase mit der Zeit vergleichbar, in der wir unserer Intuition Raum geben und Ideen entwickeln. In der Yang-Phase hingegen setzt man das Projekt und die Idee in die Realität um. Auch im Geschäftsleben sind Yin- bzw. Yang-Phasen zu erkennen. Die Yin-Phase wäre dann die Zeit, in der man sich auf Neues besinnt und Änderungen geistiger Art vornimmt. In der Yang-Phase werden diese umgesetzt.

Sie haben zum Beispiel ein bestimmtes Projekt begonnen (Yang-Phase), welches ohne erkennbaren Grund scheinbar stagniert (Yin-Phase). Verfallen Sie nicht in Panik, ziehen Sie keine voreiligen Schlüsse, sondern versuchen Sie diese Zeit so zu akzeptieren, wie sie sich Ihnen darstellt. Denken Sie daran, dass alles vorübergeht.

» *Gönne dir einen Augenblick der Ruhe und du begreifst, wie närrisch du herumgehastet bist.* «
Lao Tse

Projekte sind geballte Energie, die aus unserem Ideenreichtum entstehen, mentalen Ursprungs sind und ihre Eigendynamik entwickeln. Nach einiger Zeit werden Sie feststellen, dass sich die Lage gebessert hat und wieder alles so läuft, wie es laufen soll. Oder Sie erkennen, dass es nicht der richtige Zeitpunkt oder nicht das richtige Projekt war, an dem Sie arbeiten, und dass Sie sich unbewusst bereits entschlossen haben, Ihren Ideenreichtum und Ihre Arbeitskraft anderweitig einzusetzen, da sich ihre Lebensanschauung geändert hat.

Achtsamkeit und Gelassenheit sind geboten, denn wenn Sie aus dem Gefühl der Panik heraus handeln, machen Sie vermutlich den Fehler, voreilig zu handeln und geben etwas auf, was sich zu gegebener Zeit von allein saniert hätte. Das Projekt befand sich in der Ruhephase (Yin-Phase) und brauchte einfach noch Zeit, um in die aktive Phase (Yang-Phase) zu kommen. Wird es vor dem Phasenwechsel abgebrochen, nehmen Sie ihm die Energie und berauben sich so selbst.

Dieser Rhythmus ist vergleichbar mit dem des Mondes und der Sonne. Der Mond wechselt ca. alle zwei Tage in ein anderes Sternzeichen, die Sonne ca. alle 30 Tage. Yang steht für Sonne, Yin für Mond. Wir wissen aus der Astrologie, dass bestimmte Konstellationen einen Einfluss auf unser Wohlbefinden haben. Auch einige Sternzeichen haben Yang- und andere Yin-Qualität. Dadurch bekommen Sie einen Einblick über die Wichtigkeit der Wandlungsphasen der Meridiane im erweiterten kosmischen Sinn. Ich habe zu den einzelnen Meridianen im Kapitel »Meridiane – ein Netzwerk von Energieleitbahnen« (Seite 109) auch eine Verbindung zu den Sternzeichen angegeben.

Je besser man den eigenen Rhythmus kennt und ihn respektiert, desto ausgeglichener ist man in seinem eigenen Energiefeld und desto weniger können äußere Einflüsse und Stress schaden. Man arbeitet so in seinem natürlichen Fluss und nicht dagegen. Viele Menschen meinen auch, ihren Rhythmus dem ihres Lebenspartners anpassen zu müssen oder sich gar mit anderen in dieser Hinsicht zu vergleichen – ein fataler Irrtum.

Jeder Mensch ist einzigartig und um ein Meister des eigenen Lebens zu werden, müssen wir uns zunächst selbst kennenlernen und dann nach unseren Bedürfnissen handeln. Nur so können Sie lernen, in Ihrer Mitte zu ruhen, der Schöpfer Ihres Lebens zu werden und Ihre individuelle Energie optimal zu nutzen.

Es gibt die verschiedensten Techniken, Yin und Yang auszugleichen. Dazu gehören unter anderem eine ausgewogene Ernährung mit viel frischen und möglichst wenig denaturierten Anteilen, Reiki, ayurvedische Medizin, Yoga, Qi Gong, Tai Chi, Judo, Aikido, Prana-Atmung, Spaziergänge, Entspannungstechniken sowie aktive und passive Meditation, Akupunktur und natürlich Akupressur. Konkrete Techniken zur Harmonisierung Ihrer Energien finden Sie im gleichnamigen Exkurs (Seite 14).

Doch welche Kraft bringt diese beiden gegensätzlichen, sich ergänzenden Kräfte und somit die zentrale Lebensenergie, das Qi, hervor? Diese Kraft wird als das Tao bezeichnet.

Das Tao – die Essenz allen Seins

Das Tao ist weder positiv noch negativ, weder schlecht noch gut im üblichen Sinn, es ist einfach.

> » *Das Tao ist die Essenz. Es ist das Bewusstsein in allem Sein.* «
> *Maitri Hillebrecht*

Als Buddha noch Siddhartha hieß und er seinen Vater, den König, seine Frau und seinen neugeborenen Sohn und den ganzen Königshof verlassen hatte, um die Erleuchtung im Asketen-Dasein zu suchen, meditierte er der Sage nach vier Jahre sitzend und nahm nur das an Nahrung zu sich, was ihm praktisch vor die Füße fiel. Dann soll sich folgende Anekdote ereignet haben, die ich gerne nacherzählen möchte:

Auf dem Fluss, an dem Siddhartha meditierte, kam ein Sitar-Lehrer mit seinem Schüler auf einem Boot vorbei. Der Lehrer sagte zu seinem Schüler: »Wenn du die Saite zu stark spannst, geht sie kaputt, wenn du sie zu locker lässt, klingt sie nicht.« Da erwachte Siddhartha aus seinem Asketen-Dasein und begann sich in dem Fluss zu waschen und zum ersten Mal nach Jahren menschliche Nahrung zu sich zu nehmen, die ihm eine Wasserbüffelhirtin reichte. Seine Jünger aber, als sie ihren Meister sahen, wie er sich wusch und aß, so wie andere Menschen auch, wandten sich von ihm ab und erklärten ihm, dass sie ihm von nun an nicht mehr folgen würden.

Er aber sagte: »Kommt und teilt dieses Essen mit mir, denn der Weg ist der Weg in der Mitte zwischen den gegensätzlichen Extremen.« Dennoch entfernten sie sich von ihm. Er aber, seinem Herzen folgend, erleuchtete bald darauf und war von diesem Moment an Buddha, der Lehrer der Welt.

Ich habe diese Anekdote aus dem Leben Siddharthas bzw. Buddhas hier erzählt, um damit zu verdeutlichen, dass der Ausgleich der Extreme Yin und Yang der Weg der Mitte ist. Deshalb wird bei der Akupressur immer der Ausgleich zwischen den Yin- und Yang-Energien angestrebt.

Und der Ausgleich ist das Tao, das sich in allen Seins-Formen zum Ausdruck bringt. Tao, der Weg, ist der Mittelweg der Existenz, die Essenz, die über der Polarität und der Dualität steht. Dieser Zustand wird erreicht, wenn alle Funktionen des Körpers und der Seele vollkommen ausgeglichen sind. Man kann ihn auch als Erleuchtung bezeichnen.

» *Andere erkennen ist weise. Sich selbst erkennen ist Erleuchtung.* «
Lao Tse

Energieleitbahnen und Energiezentren im Körper

Meridiane – die Energieleitbahnen

Meridiane sind unsichtbare Energieleitbahnen, die die Aufgabe haben, das Qi, die vitale Lebensenergie, im Körper zu verteilen und zu transportieren. Sie sind wie Adern, die durch unseren Körper laufen, und verbinden das »unsichtbare« Qi mit dem »sichtbaren« Körper und seinen Organen. Das Qi ist sozusagen das »geistige Blut«, das durch die Meridiane fließt.

Die 12 Hauptmeridiane und 2 Hauptgefäße sind miteinander verbunden. Jeder Meridian steht zudem in Beziehung zu einem oder mehreren Organen sowie zu den Chakren und stellt so die Verbindung her zwischen der Lebenskraft (Qi) und dem physischen Körper. Auf den Meridianen, die teilweise an der Hautoberfläche verlaufen, liegen spezielle Akupunkturpunkte, die während der Akupressur behandelt werden.

Chakren – die feinstofflichen Energiezentren

Wie die Meridiane stellen auch die Chakren eine Verbindung zwischen den feinstofflichen und physischen Bereichen her. Die sieben Chakren sind feinstoffliche Energiezentren, die in der Aura im Bereich der senkrechten Mittelachse des Körpers liegen und zu bestimmten Körperteilen und Hormondrüsen in Beziehung stehen.

Die Chakren stehen zu den Meridianen in wechselseitiger Verbindung und geben zum einen das aufgenommene Qi an die Meridiane weiter. Dadurch kann das Qi in den Körper eingeleitet werden. Zum anderen empfangen die Chakren von den Meridianen das Qi, das in der Aura wahrgenommen werden kann.

Dass sich Chakren und Meridiane energetisch beeinflussen, konnte Dr. Motoyama feststellen. Er war der Erste, der die Traditionen aus der Chinesischen Medizin und der indischen Heilweise zusammenbrachte: Die Chakren sind eng mit den Meridianen verknüpft. So fand er heraus, dass eine verminderte Aktivität der Chakren zu einem deutlichen Energieabfall in den Meridianen führt und dementsprechend eine vermehrte Chakren-Aktivität sich positiv auf die energetische Versorgung der Meridiane auswirkt. Dies könnte der indirekte Beweis der Wirkung der Energieleitbahnen und Zentren (Chakren) auf den Körper sein. Das Stimulieren der Punkte gleicht das Mediansystem aus. Meridiane und Chakren stehen in Wechselwirkung. Die Chakren nehmen nicht nur das Qi auf, sie haben auch die Gabe, es zu transformieren und somit auch unser geistiges und psychisches Befinden zu beeinflussen.

Die Chakren liegen nicht nur auf der Höhe der entsprechenden Drüsen, sondern unterstützen sie in ihrer Funktion bei der Bildung von Hormonen. Die Hormone beeinflussen entscheidend unser Befinden.

Viele Jahre habe ich versucht nachzuvollziehen, inwieweit dieses Entsprechungssystem psychosomatische Krankheitsbilder verbessern kann, und dieser Gedanke erscheint mir logisch.

Deshalb habe ich im Kapitel »Chakren – die sieben Energiezentren« (Seite 135) die Verbindungen zwischen Chakren und Drüsen aufgeführt. Allerdings als Denkansatz, zur ausführlichen Beschreibung der Drüsen bzw. Hormone ziehen Sie bitte weiterführende Literatur zu Rate.

Die Aufstellung und Gliederung der Chakren nebst farblichen Illustrationen und weiteren Übereinstimmungen, wie Meridiane, Farben, Töne, Halbedelsteine und Aufgaben, finden Sie ebenfalls in dem Kapitel (Seite 135). Mir kommt es hier in erster Linie darauf an, einen direkten physischen Bezug herzustellen.

Techniken zur Harmonisierung Ihrer Energien

Die vitale Lebensenergie beeinflusst unsere Gesundheit und unser Wohlbefinden grundlegend. Durch die folgenden Übungen und Techniken können Sie Ihre Lebensenergie und Ihr Abwehrsystem täglich neu aktivieren und stärken.

» *Der Arzt oder Heiler, der die Krankheit heilt, wenn sie da ist, ist mittelmäßig. Der sie zu Anfang der ersten Symptome heilt, ist akzeptabel. Der heilt, bevor sie in Erscheinung tritt, ist exzellent.* «

Anonym

Aktivierung des Abwehrsystems

Dies ist eine einfache Übung, die Sie regelmäßig praktizieren können, um Ihr Abwehrsystem anzuregen: Klopfen Sie leicht mit dem Zeige- oder Mittelfinger den Punkt Nr. 16 (Seite 38), auch »Brustpalast« genannt, der in der Mitte des Brustbeins liegt (Kinder: 5- bis 10-mal, Erwachsene: 10- bis 20-mal. Achtung! Reiben schwächt die Energie.). Mit dieser Übung stärken Sie Ihre Thymusdrüse, die für das Abwehrsystem eine maßgebliche Bedeutung hat.

Atemübungen

Pranayama-Übung Die Pranayama-Technik ist eine Yogaübung, die uns zu einer besseren und bewussteren Atmung sowie zu einem Ausgleich zwischen den Yin- und Yang-Energien verhilft. Diese indische Atemtechnik arbeitet über die wechselseitige Nasenatmung.

- Setzen Sie sich in bequemer Stellung, jedoch mit geradem Rücken auf einen Stuhl. Diejenigen unter Ihnen, die Yoga praktizieren oder sehr gelenkig sind, setzen sich im Lotussitz auf ein Kissen. Achten Sie auf gleichmäßigen Atem.
- Atmen Sie durch beide Nasenlöcher 5-mal ein und aus. Mit dem Daumen drücken Sie nun das rechte Nasenloch zu und atmen nur durch das linke Nasenloch 5-mal ein und aus. Lockern Sie den Druck des Daumens, und drücken Sie sanft mit dem Ringfinger das linke Nasenloch zu.
- Atmen Sie nun durch das rechte Nasenloch 5-mal ein und aus. Nun lassen Sie beide Nasenlöcher frei, und atmen durch beide Nasenlöcher 5-mal ein und aus.

Wirkung: Diese Übung wirkt ausgleichend bei Fieber und unterstützt positiv bei der Raucherentwöhnung.

Entspannungsübung

- Sie legen sich bequem auf eine Decke oder auf Ihr Bett. Zur besseren Entspannung der Nacken- und Beinmuskulatur können Sie sich eine Nackenrolle oder ein Kissen unter die Halswirbel und die Knie legen. Eine sanfte Musik spielt. Sie schließen die Augen.

Nun atmen Sie tief durch die Nase in den Bauch und zählen von 10 bis 1 rückwärts. Sie programmieren sich, dass Sie sich bei jeder Zahl tiefer und tiefer entspannen. Sind Sie bei 1 angelangt, sagen Sie sich: »Mein Körper und Geist sind nun vollkommen entspannt, ich nehme heilende Energie auf.«

- Das lassen Sie fünf Minuten oder länger geschehen, während Sie die Übung mehrmals wiederholen. Sollten Ihnen Ihre Gedanken keine Ruhe lassen, so beobachten Sie diese, anstatt sich mit ihnen zu identifizieren.
- Nun sagen Sie sich: »Ich werde jetzt bis 4 zählen, und bei jeder Zahl werde ich wacher und frischer. 1, 2, bei 4 werde ich wach, frisch und ausgeruht sein; 3, 4, ich öffne die Augen und fühle mich frisch, wach und gleichzeitig entspannt.«

Wirkung: Durch diese Übung können Sie zu dem alltäglichen Geschehen Abstand nehmen.

Qi Gong und Reiki

Qi Gong Um sich der vitalen Lebensenergie Qi bewusst zu werden und sie anzuregen, ist Qi Gong ebenso empfehlenswert. In »Qi Gong« von Qingshan Liu (siehe Literatur, Seite 141) sind praktische Übungen für den täglichen Gebrauch angegeben. Qi Gong und Reiki haben für mich persönlich einen ganz besonderen Wert. Die Meridiane fließen wesentlich besser, wenn man täglich Qi Gong ausübt, und viele Beschwerden kommen auf diese Weise gar nicht erst zum Tragen und der Alterungsprozess wird verlangsamt.

Reiki Reiki bedeutet Rei = geistige Energie, Ki = Vitalenergie und unterstützt den Selbstheilungsprozess. Es ist einfach zu erlernen und kann täglich angewandt werden. Wie bei allen Energiepraktiken unterstützt es den seelischen Wachstumsprozess und trägt dazu bei, dass sich der Fluss der Meridiane und der Chakren ausgleicht. Bei kranken und anfälligen Kindern ist die leichte Anwendung von Reiki zu empfehlen, da Reiki jederzeit verfügbar ist, ohne Vorkenntnisse in einem Seminar erlernt werden kann und durch einfaches Handauflegen praktiziert wird.

Entspannung

Auch durch tägliche Entspannung können Sie Ihren Heilungsprozess unterstützen, denn nur im entspannten Zustand können der Körper und die Meridiane heilende Energie aufnehmen und die Selbstheilungskräfte aktiviert werden.

Entspannungsmusik stimuliert auf sanfte Weise die Chakren und unser Wohlbefinden. Deshalb sollte sie bei keiner Behandlung fehlen. Heilenergie wird generell leichter im entspannten Zustand aufgenommen und kann sich in Ruhe besser neu ordnen. Jeder entspannt sich auf seine Weise am besten.

Meridian-Klopfmassage

Indem Sie die Meridiane ihrem Verlauf (siehe Kapitel »Meridiane – ein Netzwerk von Energieleitbahnen«, Seite 109) entsprechend täglich abklopfen, und zwar auf beiden Seiten gleichzeitig, können Sie Ihrem Körper auf schnelle Art und Weise viel Gutes tun.

Dies ist eine Aufwärmübung aus der Technik des Qi Gong, die sämtliche Meridiane in Schwung bringt und so zum täglichen Energieaufladen und Verteilen genutzt werden kann.

- Sie stellen die Füße schulterbreit auf eine Unterlage oder stehen in der freien Natur und erden sich. Dazu stellen Sie sich vor, wie goldene Wurzeln aus Ihren Fußsohlen in die Erde reichen oder Sie verbinden sich mit dem Boden, auf dem Sie stehen. Nun visualisieren Sie, dass dorthin sämtliche Anspannungen und Ängste als Dünger in die Erde abfließen. Sie können auch einen kurzen Moment die Zehen in die Unterlage oder Schuhe krallen.

- Sie beginnen, die Yin-Meridiane in den Innenarmen abzuklopfen. Mit leichten Schlagbewegungen der rechten Hand behandeln Sie den gesamten linken Innen-Arm von der Achselhöhle in Richtung Hand. Dann klopfen oder schlagen Sie mit der linken Hand den rechten Innen-Arm ab, wie bereits beschrieben. So werden die Yin-Meridiane an beiden Armen behandelt.
- Jetzt werden die Yang-Meridiane an beiden äußeren Armen abgeklopft. Sie klopfen von den Fingern ab den Arm aufwärts bis über die Schulter zum Hals hin, zunächst auf der einen oberen Körperhälfte mit einer Hand, dann auf der anderen Seite mit der anderen.
- Nun klopfen Sie den gesamten Blasenmeridian ab, das heißt, Sie beginnen mit den Fingerspitzen von der Stirn aus über den Kopf zu klopfen. Sie können auch eine zarte Klopfmassage mit den Fingernägeln über den gesamten Schädel von der Stirn über den Oberkopf zum Nacken hin ausführen.
- Danach werden beidseitig mit stärkerem Druck und mit beiden Händen vom oberen Rücken ab bis zum unteren Rücken und schließlich beide Rumpfseiten behandelt, um dann mit klopfenden oder schlagenden Bewegungen über den gesamten Rücken hinunter über das Gesäß und die äußeren Beine hinunterzugehen.
- Sie fangen an der Innenseite der Knöchel wieder an und klopfen die Innenseiten Ihrer Beine bis an den oberen Rand der Oberschenkel ab. Schließlich schließen Sie Ihre Selbstmassage mit zarten Klopf- und Streichelbewegungen im Gesicht ab.

Sollten Sie die Massage darüber hinaus mit dem ersten Punkt des Nierenmeridians (Punkt 58, Seite 76) beenden, können Sie sicher gehen, dass Sie sich selbst einen großen Gefallen getan haben. Hier entspringt der Nierenmeridian und der 58. Punkt hat einen starken Einfluss auf die Psyche (stimmungshebend). Als Verbindungspunkt ist er von besonderer Bedeutung.

Bevor Sie mit der Meridianmassage beginnen, sollten Sie sich für einen Moment vorstellen, dass ihr Herz lächelt oder eine Sonne in ihrem Herzen scheint, Sie werden spüren, dass sich auch auf Ihrem Gesicht ein schönes Lächeln zeigt. So können Sie täglich Ihrem Geist und Körper Selbstliebe signalisieren, was sich auf Ihre gesamte Lebenseinstellung auswirken wird. Sie werden feststellen, dass Sie wesentlich positiver reagieren und so auch in anderen Menschen Schönes wecken. Sobald sich Ihre Lebenseinstellung und Ausstrahlung bessert, ziehen Sie auch automatisch angenehmere Ereignisse an.

Ohrmassage

An beiden Ohren liegen Reflexzonen, die allen inneren Organen, den Gliedmaßen und dem Nervensystem zugeordnet sind. Das Massieren der Ohrpunkte regt die inneren Organe an und stimuliert sie zur besseren Funktion. Sie können die Ohren ca. 2 bis 3 Minuten lang sanft mit Daumen und Zeigefinger durchmassieren.

Positive Gestaltung Ihres Umfeldes

Achten Sie auf die verschiedenen Einflüsse, die täglich unsere Sinne erreichen, um auch in diesem Bereich die Energien zu harmonisieren und Ihr unmittelbares Umfeld positiv zu gestalten.

Auge Farben haben einen direkten Einfluss auf unsere Chakren, Meridiane und auf unser Wohlbefinden. Vermeiden Sie dunkle, deprimierende Töne bei der Gestaltung Ihres Umfeldes und in der Auswahl Ihrer Kleidung. Sollten Sie zum Beispiel ein Energiedefizit im Lungenmeridian feststellen, wird die Farbe Hellblau Ihre Energien stärken, da der Lungenmeridian mit dem Kehl-Chakra – diesem ist die Farbe Hellblau zugeordnet – verbunden ist. Tragen Sie blaue Kleidung, umgeben Sie sich mit blauem Licht, und gehen Sie ganz bewusst mit der Farbe Blau um.

Ohr Weiche, harmonische Töne, Entspannungsmusik oder auch angenehmer leiser Gesang, wirken beruhigend auf unser Empfinden. Wie Sie später lesen werden, ist das innere Ohr mit dem Herzmeridian verbunden. Das wirkliche Wahrnehmen dessen, was gesprochen wird, vermittelt Ihnen neue Einsichten, denn das innere Ohr hört hin.

Hört man richtig hin und nimmt das, was gesprochen wird, wirklich wahr, geben manche Redensarten (»Ihm ist eine Laus über die Leber gelaufen.« »Es vergällt ihm das Leben.« »Er spuckt Gift und Galle.« »Das geht mir an die Nieren.« »Es sitzt mir im Nacken.« »Ich trage die ganze Last auf meinen Schultern.« »Da kriege ich einen dicken Hals.« »Das nervt mich jetzt.« »Ich habe einen Kloß im Hals.« »Das Herz wird mir schwer.«) über die Befindlichkeiten und möglichen energetischen Ungleichgewichte Auskunft.

Sollte jemand aus Ihrem Umkreis oder sollten Sie selbst häufig bestimmte Redensarten gebrauchen, so können Sie hinhören und bei weiteren Anzeichen dazu übergehen, den entsprechenden Meridian zu behandeln.

Nase Durch die Nase nehmen wir mit der Atemluft lebenswichtigen Sauerstoff und entsprechend den Vorstellungen der Chinesischen Medizin die darin enthaltene Lebensenergie, das Qi, auf. Die Nasenschleimhaut, ebenso wichtig zur Erwärmung, Befeuchtung wie zur Säuberung der Atemluft, enthält zahlreiche Riechzellen, die uns sensibel auf die unterschiedlichsten Gerüche reagieren lassen. Mit Duftölen, Duftbädern und Räucherstäbchen, die es für jedes Chakra gibt, können Sie wohltuend und heilsam auf Ihre unmittelbare Umgebung einwirken.

Mund Auch durch die Nahrung gelangt Qi, die Lebensenergie, in unseren Körper. Umso wichtiger ist es, darauf zu achten, was wir an Nahrung und auch wie, d. h. in welcher Atmosphäre, wir diese zu uns nehmen. Bereiten Sie Ihre Nahrung bewusst zu. Entsprechende Gewürze wie auch die farbliche Zusammenstellung der Nahrung wirken sich positiv auf die Chakren und natürlich auf den Appetit aus. Indem Sie darauf achten, in angenehmer und entspannter Atmosphäre zu essen, sorgen Sie zugleich für einen harmonischen Energiefluss im Magen- und Dünndarmmeridian und tragen dafür Sorge, dass die Nahrungsenergie optimal ausgewertet werden kann.

Negative Unterhaltungen während des Essens sollten vermieden werden, da man sonst alles »mitisst«. Zwischen 19 und 21 Uhr befindet sich der Magenmeridian im Tiefstand, was bedeutet, dass man zwischen 19 und 21 Uhr möglichst keine schwere Mahlzeit mehr zu sich nehmen sollte. Idealerweise ist um 19 Uhr das Abendessen beendet.

Versuchen Sie so wenig wie möglich denaturierte Nahrung zu essen – hochverarbeitete Lebensmittel fördern den Alterungsprozess. Führen Sie Ihrem Organismus stattdessen natürliche bzw. naturbelassene Nahrung zu und achten Sie auf einen ausgeglichenen Säure-Basen-Haushalt.

Die Nahrung, die wir zu uns nehmen, wird von unserem Stoffwechsel verarbeitet und hinterlässt im Körper Rückstände, eine Art Asche. Diese Rückstände sind entweder sauer oder basisch, je nachdem, was wir essen. Sind sie basisch, können sie vom Körper mit wenig Energieaufwand ausgeschieden werden. Sind die Abfallprodukte jedoch sauer, lassen sie sich von der Lymphe und dem Blutkreislauf nur sehr schwer beseitigen, sodass sie sich in unseren Organen und Geweben in fester Form ablagern können – als kristalline Strukturen von geringer Schwingungsfrequenz, die Blockaden oder Unterbrechungen im Energiefluss unserer Zellen verursachen. Je mehr dieser sauren Abfallstoffe sich ablagern, desto saurer wird das betroffene Gewebe insgesamt, was wiederum die Zellalterung beschleunigt.

Zu säurebildenden Nahrungsmitteln gehören u. a. Alkohol, Kaffee, Fleisch und Dosenprodukte. Basenbildend sind die meisten Obst- und Gemüsesorten sowie Kartoffeln. Wichtig ist jedoch letztlich die Kombination der Lebensmittel. Sie entscheidet zusammen mit Stressfaktoren über Gärungs- und Fäulnisprozesse.

Selbstverständlich sinken die Schwingung und der Energieanteil im physischen Körper nicht nur über die Nahrung, sondern durch den Mangel an Energie. Sobald Sie anfangen, Ihrem Körper Energie zuzuführen, in welcher vorher beschriebenen Art und Weise auch immer, wird Ihr Organismus wieder lebendiger.

Ich persönlich bin kein Freund von »drastischer« Ernährung und genieße auch hin und wieder ein Glas Wein mit guten Freunden. Meiner Meinung nach kann man es sich bei einer gesunden Lebenseinstellung, mit Lebensfreude und dem Ausüben von Akupressur und weiteren der vorher aufgeführten Techniken hin und wieder auch leisten, ein Glas Wein zu trinken oder ein Stück Fleisch zu essen. Es ist jedoch nicht von der Hand zu weisen, welchen Einfluss Übersäuerung auf den Körper hat.

Hand Da die Hände energetische Verlängerungen des Herzens (Liebe) sind, ist jede Art von liebevoller Berührung heilsam und Ausdruck des Verstehens und des Mitgefühls. Oft habe ich die Akupressur-Behandlung durch Reiki unterstützt. Dies ist eine Methode, bei der durch Handauflegen universelle Lebensenergie (Qi) übertragen und die Selbstheilungskräfte aktiviert werden. Indem Sie sich auf die unmittelbaren und einfachen Gesten des Lebens besinnen, können Sie energetische Störungen wieder in Fluss bringen.

Negative Einflüsse

Da es möglich ist, durch eine Akupressur-Behandlung und durch die positive Gestaltung des unmittelbaren Umfeldes Ihre körpereigenen Energien zu harmonisieren, so können sich auch bestehende Energiefelder negativ auf den Energiefluss auswirken. Sie sollten bei der Suche nach möglichen Energiestörungen auf Schmuck (Ohrringe, Uhren, Piercings) im Verlauf bestimmter Meridiane achten (z. B. Dreifach-Erwärmer oder Konzeptionsgefäß, das genau auf der Mittelachse des Körpers liegt und durch Nabel-Piercings gestört wird). Oft ist nur ein Meridian betroffen, doch eine Quarzuhr am Handgelenk beeinflusst nicht nur einen, sondern drei Meridiane einseitig (Lungen-, Kreislauf- und Herzmeridian).

Eine Bekannte litt jahrelang phasenweise morgens zwischen 9 und 11 Uhr unter anfallsartigen Kopfschmerzen, die sie sehr in ihrer Arbeit beeinträchtigten. Anhand der Meridianuhr (Seite 111) war ersichtlich, dass der Dreifach-Erwärmer-Meridian um diese Zeit seinen Tiefstand hat. Ich empfahl ihr, den Ohrring im Verlauf dieses Meridians abzunehmen, gab ihr eine Akupressur- und Reiki-Behandlung, und sie war wie durch ein Wunder nach nur zwei Behandlungen schmerzfrei.

Akupressur selbst anwenden

Erfahren Sie in diesem Kapitel, wie Akupressur wirkt und wie Sie die Fingerdruck-Massage ganz einfach selbst anwenden.

Was ist Akupressur?

Grundlage der Akupressur sind die Meridiane. Wird der Energiefluss bei der Akupunkturbehandlung durch Nadeln stimuliert, so werden in der Akupressur die speziellen Punkte durch eine Art Druckbehandlung angeregt. Oft wird bei der Behandlung ein angenehmer Energiefluss wahrgenommen.

Das Punktedrücken, so die wortgetreue Übersetzung des Begriffs Akupressur (lat. acus = Spitze, Nadel, Punkt und premere = drücken), wird mit einzelnen Fingerkuppen oder durch relativ einfache Handgriffe ausgeführt. Da die Akupunkturpunkte auf den Meridianen liegen, wird durch die Akupressur-Behandlung auch den Meridianen Energie zugeführt oder – bei zu viel Energie in einem Meridian – diese in einen anderen Meridian umgeleitet. Nur so kann die Lebenskraft ungehindert fließen.

Das Ziel der Akupressur-Behandlung ist es, vorhandene Störungen des Energieflusses zu beheben, indem Ungleichgewichte zwischen den Yin- und Yang-Energien ausgeglichen werden.

Damit Sie ohne größere Schwierigkeiten eine Akupressur-Behandlung beginnen können, habe ich für Sie Punkte ausgewählt, die schnell zu finden sind und an Stellen liegen, die leicht zu behandeln sind. Dennoch handelt es sich um die wirkungsvollsten Punkte zur Umleitung des Qi, denn sämtliche sogenannte Quell- und Schleusenpunkte sowie die Verbindungspunkte sind auch darunter. Ausführlicheres dazu erfahren Sie im Abschnitt »Quellpunkte und Schleusenpunkte« (Seite 106).

Behandelt werden vor allem die Punkte, die sowohl am schmerzhaftesten als auch am unsensibelsten sind und dadurch auf einen gestörten Energiefluss hinweisen. Durch das Akupressieren dieser Punkte lösen Sie also Energieblockaden.

Oft – und das bestätigt sich durch die Meridiane und Chakren, welche die Verbindung zwischen Geist und Körper herstellen, entstehen die Energieblockaden zunächst im geistig-seelischen Bereich. Ist Ihr Gefühlsleben nicht ausgeglichen oder haben Sie eingefahrene und verneinende Lebenskonzepte, so kann der freie Energiefluss blockiert werden. Werden Sie sich dessen bewusst, was Sie einschränkt und festhält, damit die Energie wieder fließen kann, ehe sich das energetische Ungleichgewicht auf der körperlichen Ebene durch Krankheit manifestiert.

Wie wirkt Akupressur?

Durch Akupressur und Akupunktur werden bestimmte Punkte stimuliert, die durch das Meridiansystem miteinander verbunden sind. Es konnte nachgewiesen werden, dass der Hautwiderstand an dem zu behandelnden Punkt geringer ist als an anderen Körperstellen. Diese Tatsache macht sich auch ein kleines Handgerät zunutze, mit dem man leicht die Akupressur-Punkte finden und bearbeiten kann. Da das System der Meridiane mit dem Gefäß-Nerven-System eng verknüpft ist, basiert die Wirkung der Akupressur auf den neuralen Beziehungen zwischen den oberflächlichen Körperschichten (Haut, Muskeln) und den inneren Organen und den Drüsen (Hormone).

Häufig habe ich in all den Jahren, seit ich mich der Akupressur widme gehört: »Aber an solche Heilmethoden muss man ja glauben!« Meine Antwort dazu war dann immer: »Sie dürfen gern daran glauben, denn so wird die Wirkung noch verstärkt.«

So wählen Sie Ihre Punkte aus

Um die richtigen Akupressur-Punkte zu finden, gibt es ein paar relativ einfache Möglichkeiten.

- Im Stichwortregister (Seite 147) sind meist mehrere Punkte angegeben, die sich zur Behandlung Ihrer Beschwerden eignen.
  Zu jedem Punkt finden Sie im Kapitel »Die Akupressur-Punkte« (Seite 26) genaue Informationen über die Indikationen, die Lage des Punktes und die Behandlungstechnik. Stimmen Ihre Symptome mit mehreren Indikationen überein – denn selten treffen alle Indikationen zu –, können Sie mit der Behandlung des Punktes oder der Punkte beginnen.
- In dem Kapitel »Akupressur-Punkte« erfahren Sie auch, auf welchen Meridianen die zur Auswahl stehenden Punkte liegen. Die Informationen hierzu finden Sie in dem Kapitel »Wie Meridiane und Chakren uns beeinflussen« (Seite 109). So behandeln Sie nicht nur den Punkt, sondern den dazugehörigen Meridian und das dazugehörige Chakra.
- Sie entdecken, dass Sie ganz gezielt einen Meridian ansprechen wollen, da Ihre Symptome mit den Fülle- oder Leere-Symptomen eines Meridians nahezu identisch sind. Wählen Sie in dem Kapitel »Akupressur-Punkte« (Seite 26) unter den zu diesem Meridian gehörenden Punkten den für Sie geeigneten Punkt. Orientieren Sie sich hierbei an den aufgeführten Indikationen, die mit einem oder einigen Symptomen übereinstimmen sollten.
- Sie können, ausgehend von der Schmerzzone, auf das dazugehörige Chakra und den dazugehörigen Punkt schließen. So empfiehlt es sich, bei Magenbeschwerden das Solar-Plexus-Chakra zu behandeln, da es auf der Höhe des Magens liegt. Die Lage der Chakren können Sie den Abbildungen und Beschreibungen im Kapitel »Chakren – die sieben Energiezentren« (Seite 135) entnehmen.
- Da die Chakren mit den Meridianen in Verbindung stehen, können Sie die entsprechenden Punkte der Chakren und Meridiane mitbehandeln. Bei Menstruationsbeschwerden können z. B. das Sexual-Chakra und die entsprechenden Punkte des Leber-, Gallenblasen- und Dünn-

darmmeridians zusätzlich akupressiert werden, da das Sexual-Chakra mit diesen drei Meridianen in Verbindung steht.

- Zusätzlich können Sie die Meridianuhr (Seite 111) zu Rate ziehen. Verstärken sich Ihre Beschwerden zu einer bestimmten Tageszeit, z. B. zwischen 19 und 21 Uhr, können Sie davon ausgehen, dass der für Sie zutreffende Punkt auf dem Magenmeridian liegt, da er um diese Uhrzeit seinen Tiefstand hat. Oder bei Hochstand wird die Energie abgeleitet (dazu mehr im Kapitel »Meridiane – ein Netzwerk von Energieleitbahnen« (Seite 109).

Welche dieser Möglichkeiten Sie auch wählen, um die für Sie geeigneten Punkte herauszufinden:
Sie werden energetische Zusammenhänge zwischen den Punkten, Meridianen, Chakren und Ihren Beschwerden wahrnehmen und erkennen, dass Erkrankungen durch energetische Ungleichgewichte entstehen und energetisch behandelt werden können. Lernen Sie Hintergründe und Ursachen kennen, die möglicherweise zu Ihrer Erkrankung geführt haben, so können Sie anfangen, Ihre eigene »energetische Krankengeschichte« zu erarbeiten.

Ich möchte an dieser Stelle noch einmal betonen, dass bei starken physischen Schmerzen, bei funktionellen Störungen und ernsten Erkrankungen immer ein möglichst ganzheitlich denkender Arzt, Heilpraktiker, ein erfahrener Akupunkteur oder Shiatsu-Therapeut zu Rate gezogen werden muss. Die begleitende Akupressur-Behandlung sollte dann mit seinem Einverständnis erfolgen.

So finden Sie Ihre Punkte

Haben Sie die Punkte ausgewählt, die Sie behandeln wollen, informieren Sie sich in dem Kapitel »Akupressur-Punkte« (Seite 26) über die genaue Lage des Punktes. Das dazugehörige Bild und die Zeichnung zeigen Ihnen exakt die Behandlungsstelle. Je genauer Sie den jeweiligen Punkt akupressieren, desto höher ist die Wirkung, da jeder Punkt nur einen Durchmesser von ca. 2 mm hat. Daher ist die Wahrscheinlichkeit, mit Akupressur richtig zu liegen, viel höher, da so ein Areal von der Größe einer Fingerkuppe stimuliert wird.

Für manche Punkte ist eine Maßeinheit (Cun) angegeben, mit der Sie den Punkt leicht auffinden können. 1 Cun entspricht 1 Daumenbreite und zwar der Daumenbreite des Patienten. Entsprechend lassen sich weitere Maßangaben feststellen.

Maßangaben zum Auffinden der Punkte

3 CUN	4 Querfinger des Patienten
1,5 CUN	2 Querfinger des Patienten
1 CUN	1 Daumenbreite des Patienten oder auch der Abstand zwischen der mittleren und oberen Falte des Fingergelenkes

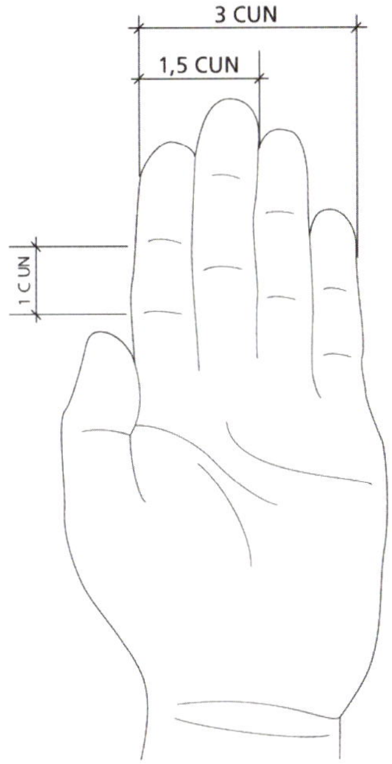

Grifftechniken

Schieben: Diese Handtechnik sollten Sie vor allem an den Händen und Unterarmen anwenden. Sie halten mit der linken Hand die Hand Ihres Partners und führen mit dem gestreckten Zeige- oder Mittelfinger auf dem Punkt eine schiebende Bewegung aus. Dabei gilt folgende Regel: Schieben in Richtung Körpermitte (proximal) stärkt, in Richtung zu den Fingerspitzen (distal) schwächt den Meridian. Wechseln Sie die Richtungen innerhalb der Behandlung, so wirkt dies klärend und harmonisierend auf den Meridian. Behandeln Sie Leere-Symptome eines Meridians, muss die Energie gestärkt werden und zur Körpermitte (proximal) hin behandelt werden. Liegen Fülle-Symptome vor, führen Sie die Schiebebewegung in Richtung Fingerspitzen (distal) aus.

Drücken: Neben dem Schieben ist das Drücken die häufigste und vor allem wirkungsvollste Technik der Massage. Sie massieren mit der Fingerkuppe des Daumens, Zeige- oder Mittelfingers den Punkt kreisend im Uhrzeigersinn. Behandeln Sie den Punkt mit geringem Kraftaufwand. Atmen Sie aus, während Sie den Punkt drücken, verweilen Sie dann einen Moment, und atmen Sie beim Loslassen wieder ein.

Greifen: Diese Technik eignet sich vor allem zur Behandlung von Muskelverspannungen im Rücken- und Schulterbereich, da sich im Muskel gelegene Punkte gut erreichen lassen. Setzen Sie den Daumennagel Ihrer einen Hand auf den ausgewählten Punkt. Mit der anderen Hand umgreifen Sie mit Daumen und Zeigefinger das zu behandelnde Körperteil und üben von beiden Seiten abwechselnd Druck aus. Durch diese Technik wird z. B. auch der 34. Punkt stimuliert: Der Daumen drückt auf den Akupressur-Punkt und gleichzeitig hält der Zeigefinger von der Handinnenfläche dagegen.

Kneten: Kneten eignet sich zur Behandlung von Armen und Beinen. Führen Sie mit Daumen, Zeige- oder Mittelfinger kreisende Knetbewegungen auf dem ausgewählten Punkt aus.

Bewegen: Diese Methode ist anzuwenden, wenn Sie zwischen mehreren Punkten eine Verbindung herstellen oder diese Punkte gleichzeitig anregen wollen. Führen Sie mit dem Daumen, Zeige- oder Mittelfinger kreisende Massagebewegungen aus.

Kneifen: Drücken Sie den Punkt mit Ihrem Daumen- oder Zeigefingernagel, oder kneifen Sie ihn vorsichtig mit beiden Nägeln.

Punktieren: Führen Sie mit dem Daumen oder Zeigefinger auf dem Punkt Klopfbewegungen aus. Der Kraftaufwand richtet sich nach der Lage des Punktes.

Teilen: Führen Sie – ausgehend von dem Punkt – mehrmals Schiebebewegungen nach allen Seiten aus.

Vereinigen: Schieben Sie mit beiden Daumen – von außen nach innen – zum Punkt hin.

Behandlungsdauer

Es empfiehlt sich, die Akupressur-Behandlung zeitlich zu begrenzen. Besser ist es, die Behandlung zu wiederholen, als die einzelnen Punkte zu lange zu stimulieren (Erwachsene: 20 bis 60 Sekunden pro Punkt, Kinder: 5 bis 30 Sekunden pro Punkt). Sie können sich auch an der Reaktion des Behandelten orientieren. Wird ein warmer Energiefluss verspürt, so ist das ein sicheres Zeichen für die Lösung von Energieblockaden.

Tipps zur Behandlung

- Das Zimmer, in dem Sie behandeln, sollte gut temperiert sein. Die Hände des Behandlers und des zu Behandelnden sollten warm sein.
- Es empfiehlt sich, die Behandlung mit einer kurzen Entspannungsübung (siehe »Techniken zur Harmonisierung Ihrer Energien«, Seite 14) zu beginnen.
- Denken Sie nicht so sehr an den mechanischen Behandlungsablauf. Entscheidend ist, dass Sie die Behandlung liebevoll ausführen und mit dem Herzen dabei sind.
- Der Patient sollte sich während der gesamten Behandlung in bequemer Stellung befinden. Dabei ist es egal, ob er/sie dabei sitzt oder liegt.

- Die unterschiedlichen Grifftechniken sind ein Gerüst, an dem Sie sich orientieren können. Vertrauen Sie während der Behandlung Ihrer Intuition, und lassen Sie Ihrer Kreativität freien Lauf. Finden Sie Ihre eigenen Griffe und Ihre eigene Art zu behandeln. Wichtig ist nur, dass die Punkte stimuliert werden.
- Achten Sie darauf, dass alle Punkte immer auf beiden Körperhälften akupressiert werden. Sonst entsteht ein neues energetisches Ungleichgewicht.
- Führen Sie die Behandlung sanft aus, und behandeln Sie mit gleichmäßigem sanftem Druck.
- Je häufiger Sie Akupressur bei sich selbst anwenden, desto mehr Sicherheit gewinnen Sie auch als Therapeut für Ihre Behandlungen.

Um das Wohlbefinden zu, steigern, können Sie die Haut zuvor mit etwas Massageöl oder Ingwerwasser einreiben. Verwenden Sie allerdings ein elektrisches Akupunkturgerät zur Stimulierung der Punkte, sollten Sie darauf verzichten, da der Hautwiderstand auf eingecremter oder fettiger Haut nicht richtig gemessen werden kann.

Nach der Massage sollten Sie den Behandelten vor Zug schützen, vor allem dann, wenn die Massage zu Schweißausbrüchen geführt hat.

Akupressur bei Notfällen

Haben Sie etwas Erfahrung in der Akupressur-Behandlung gesammelt, so können Sie die Akupressur auch bei Notfällen anwenden und Erste Hilfe leisten, nachdem der Arzt alarmiert wurde.

Mit diesem Selbsthilfebuch »in der Tasche« sind Sie in der Lage, durch sofortige Behandlung Schmerzen zu lindern und Ängste abzubauen. Sie können zugleich aktiv helfend die Zeit überbrücken, bis ärztliche Hilfe eintrifft.

Beruhigung Akupressieren Sie in Notfällen den 73. Punkt (Seite 88), »Der Göttliche Gleichmut« genannt, der, wie der Name schon sagt, eine beruhigende Wirkung hat.

Blinddarmentzündung Eine akute Blinddarmentzündung erkennen Sie daran, dass der »Patient« aus heiterem Himmel Bauchschmerzen und/oder Fieber bekommt. Wenn Sie auf den Oberbauch drücken und feststellen, dass dies starke Schmerzen hervorruft, müssen Sie sich sofort in ärztliche Behandlung begeben, denn sollte der Blinddarm infolge einer Entzündung oder Abknickung platzen, besteht Lebensgefahr. Starke Schmerzen beim langsamen Eindrücken und plötzlichen Loslassen der Bauchdecke (Loslass-Schmerz) wie auch beim Heben des rechten Beines deuten ebenfalls auf eine Blinddarmentzündung hin. Bis der Arzt kommt, kann der 33. Punkt (Seite 54) behandelt werden.

Blutverlust Auch hier gilt: im Zweifel sofort zum Arzt. Sie können unterstützend den Herz- und auch Kreislaufmeridian stärken und beruhigend einwirken durch Behandlung des 51. Punkts (Seite 70).

Fieber Fieber ist eine wirksame Abwehr- und Entgiftungsreaktion des Körpers, die Sie nicht mit Medikamenten unterdrücken sollten. Mit der Erhöhung der Körpertemperatur wehrt sich der menschliche Organismus gegen Infektionen, denn die Vermehrung von Viren wird bei einer Köpertemperatur von 38 bis 39 Grad Celsius gehemmt. Erst ab 39/40 Grad Celsius und bei einem schwachen Kreislauf wird eventuell eine medikamentöse und ärztliche Fieberbehandlung erforderlich.

Was können Sie also tun? Zunächst einmal sollten Sie verhindern, dass die Temperatur weiter ansteigt. Drosseln Sie die Heizung und bereiten Sie ein Bad mit natürlichen, aromatischen oder fiebersenkenden Essenzen, wie z. B. Melisse und Lindenblüte. Das Wasser sollte in jedem Fall eine Temperatur haben, die unter der des Erkrankten liegt, die Badezeit sollte 10 Minuten nicht überschreiten. Achten Sie darauf, dass der Kranke während dieser Zeit unter Aufsicht und auf gar keinen Fall

Zugluft ausgesetzt ist. Auch kalte Wadenwickel, die alle 10 Minuten gewechselt werden, sind ein altes fiebersenkendes Hausmittel. Für ältere und stark geschwächte Menschen sind Bäder nicht geeignet, da der Kreislauf zu stark belastet werden kann.

Viele Menschen und besonders Kinder haben zu Beginn einer Krankheit keinen oder wenig Appetit. Dies ist unbedingt zu respektieren. Verzichten Sie besonders auf reichhaltiges und fettes Essen, da es die Körpertemperatur erhöht. Geben Sie viel Flüssigkeit in Form von Kräutertees (Melisse, Zitronenmelisse, Salbei), natürlichen Säften, Wasser, Zitronenwasser mit Honig, Gemüse- oder Hühnerbrühe (besonders effektiv bei beginnender Grippe), und akupressieren Sie folgende Fieberpunkte: 20 (Seite 42), 22 (Seite 44), 33 (Seite 54), 34 (Seite 54) und 63 (Seite 80).

Zur Stärkung der Qi-Energie sollten Sie den Punkt 47 (Seite 66) behandeln und die Thymusdrüse durch Klopfen des Punktes 16 (Seite 38) anregen. Auch die Atemübungen aus dem Exkurs »Techniken zur Harmonisierung Ihrer Energien« (Seite 14) aktivieren die vitale Lebensenergie.

Ohnmacht Bei Ohnmacht empfiehlt es sich, den 58. Punkt (Seite 76), die »Sprudelnde Quelle«, zu akupressieren.

Schmerzen Obwohl es einige wirkungsvolle Punkte zur Schmerzbehandlung gibt, sollten Sie hinterfragen, was nicht stimmt, um die eigentlichen Ursachen dafür herauszufinden.

Da Entspannung fast immer schmerzlindernd wirkt, können Sie durch eine zarte und angenehme Akupressur-Behandlung die Beschwerden mildern und zugleich die Meridiane und Chakren in ihren Aufgaben wie auch den Organismus ganzheitlich unterstützen. Die Akupressur-Punkte zur Behandlung der verschiedenen Schmerzen sind im Kapitel »Therapeutische Hinweise und Erklärungen« (Seite 141) aufgeführt.

Zahnschmerzen Obwohl ich bei Zahnschmerzen durch Akupressur oft die Schmerzen lindern konnte, muss unbedingt darauf hingewiesen werden, dass ein Zahnarztbesuch unvermeidbar ist. Doch auch hier können Sie durch eine allgemein beruhigende Wirkung sinnvolle Unterstützung leisten.

Hilfreich bei Zahnschmerzen sind folgende Punkte: 1 (Seite 26), 17 (Seite 38), 31 (Seite 52), 33 (Seite 54), und 35 (Seite 56).

Eine der ersten und für meinen weiteren Lebensweg entscheidende Erfahrung, die ich mit Akupressur gemacht habe, möchte ich Ihnen nicht vorenthalten. Vor ca. 30 Jahren betrat ich eine andalusische Bar und begrüßte einen Bekannten, der wegen seiner dicken Wange und Schmerzen kaum sprechen konnte. Außerdem hatte er – als guter Andalusier – erfolglos versucht, diesen Schmerz und die Entzündung mit Weinbrand zu betäuben. Ich dachte mir, mal sehen, ob das funktioniert, und drückte mit meinem Daumennagel auf den letzten Punkt des Jenn-mo-Meridians (Jenn-mo-Meridian ist der chinesische Name des Konzeptionsgefäßes), auf den 17. Punkt. Und da passierte etwas, was für mich damals noch ein Wunder war: Die Person entspannte sich, der Schmerz ließ sofort nach und innerhalb kürzester Zeit war eine deutliche Besserung seines Befindens eingetreten. Nach seiner Aussage sollen die Zahnschmerzen nicht wiedergekommen sein und ich hatte einen guten Freund mehr.

Die Akupressur-Punkte

1. Punkt

Name: Hüter der Freude

Meridian: Lenkergefäß (LG 26)

Lage: direkt über der Oberlippe

Indikationen: Lippenherpes, Zahnschmerzen, Mundfäule, Mundschleimhautentzündung

Technik: Teilen, bis zu 60 Sekunden

2. Punkt

Name: Gesichtsherrscher

Meridian: Lenkergefäß (LG 25)

Lage: auf der Nasenspitze

Indikationen: Ohnmacht, Heuschnupfen, Bewusstseinsstörungen, Nasenfurunkel, Schnupfen, Lähmungen des Gesichtsnervs, Augendruckkrankheit (Glaukom), Gehirnschlag

Besonderheit: Bei Betrunkenen erzeugt der Punkt Brechreiz!

Technik: Greifen, bis zu 30 Sekunden

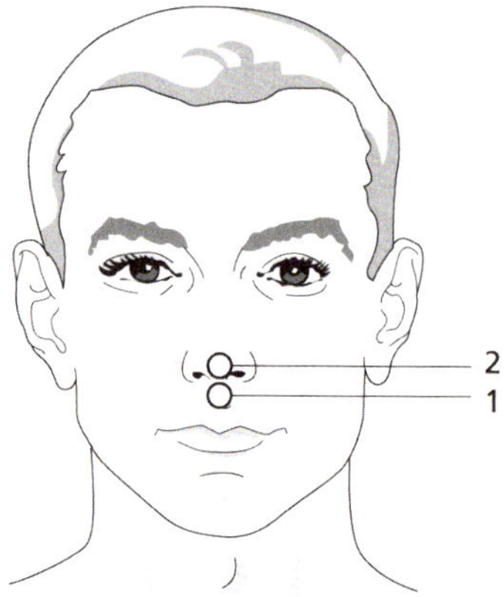

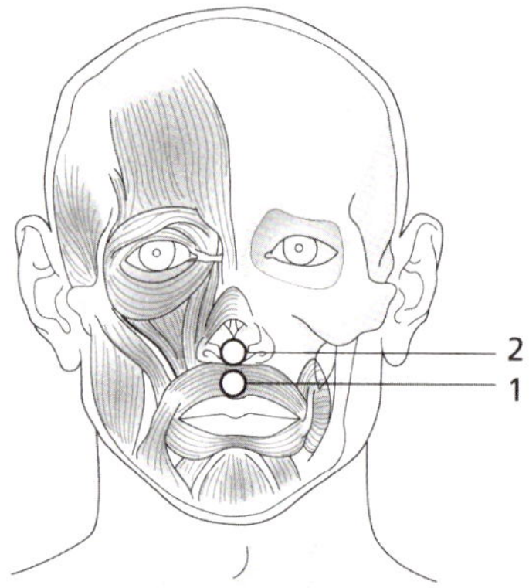

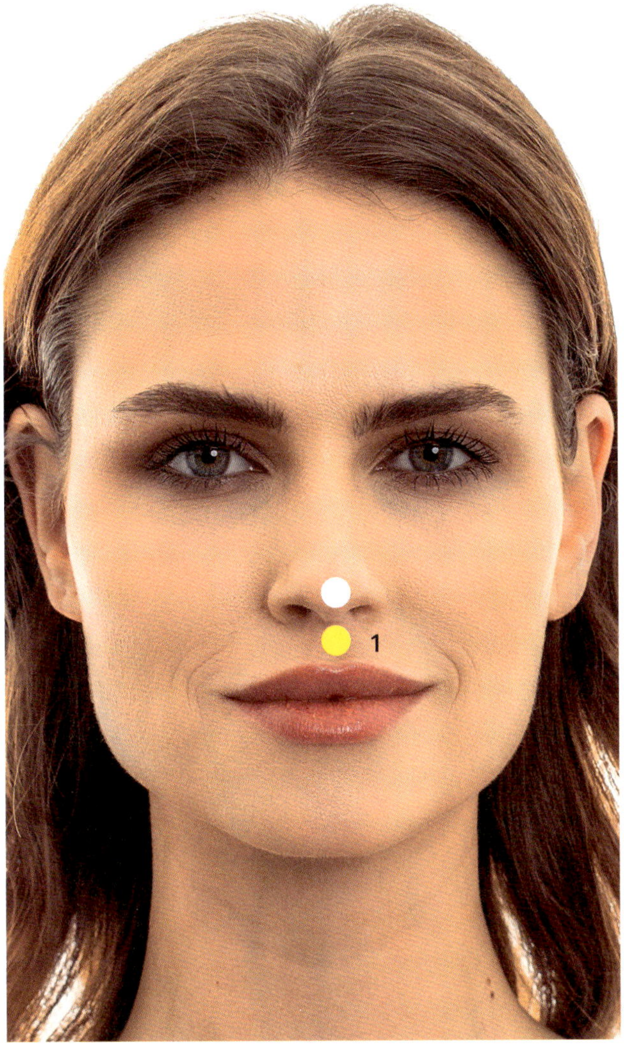
1

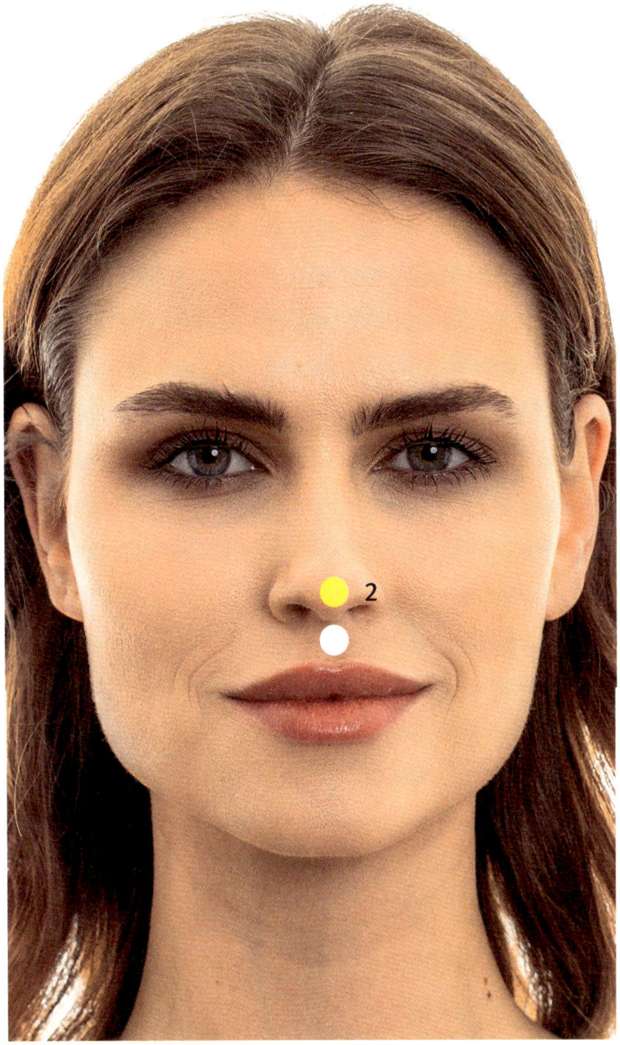
2

3. Punkt

Name: Göttlicher Hof

Meridian: Lenkergefäß (LG 24)

Lage: 1 Querfinger über dem Haaransatz, auf der Mittellinie des Körpers

Indikationen: Lampenfieber, Kopfschmerzen, Asthma, Brechreiz, Übelkeit, Bindehautentzündung, Traurigkeit, Erregtheit

Technik: Schieben, bis zu 60 Sekunden

4. Punkt

Name: Oberer Stern

Meridian: Lenkergefäß (LG 23)

Lage: 1 Cun (Daumenbreite des zu Behandelnden) über dem Haaransatz, auf der Mittellinie des Körpers

Indikationen: Neurosen, Nasenbluten, Grippe, Kopfschmerzen (Stirn, Scheitel), Ängste, Phobien, gestörtes Geruchsvermögen, Schnupfen, Augendruckkrankheit, (Glaukom)

Technik: Drücken, 10-mal

5. Punkt

Name: Vorderer Scheitel

Meridian: Lenkergefäß (LG 21)

Lage: 4 Cun hinter der Haaransatzgrenze

Indikationen: Entzündungen der Nasennebenhöhlen, Erschöpfung, Katarrhe

Technik: Vereinigen, bis 20-mal

6. Punkt

Name: Hundert Vereinigungen

Meridian: Lenkergefäß (LG 20)

Lage: auf dem höchsten Scheitelpunkt, auf der Mitte des Schädels

Indikationen: hartnäckige Kopfschmerzen, Albträume, Legasthenie, Stottern, Hysterie, Schwindel, Phobien, Apathie, Schnupfen, Blasenschwäche, nervöser Magen, Gehirnerschütterung

Besonderheit: Vereinigungspunkt aller Yang-Meridiane

Chakra: Kronen-Chakra

Technik: Kneten, bis zu 60 Sekunden

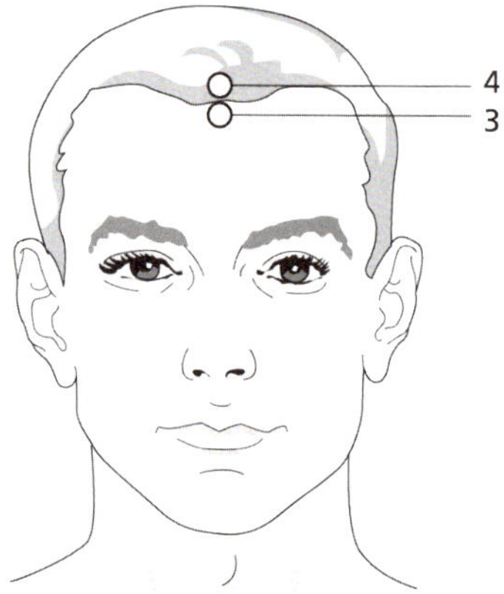

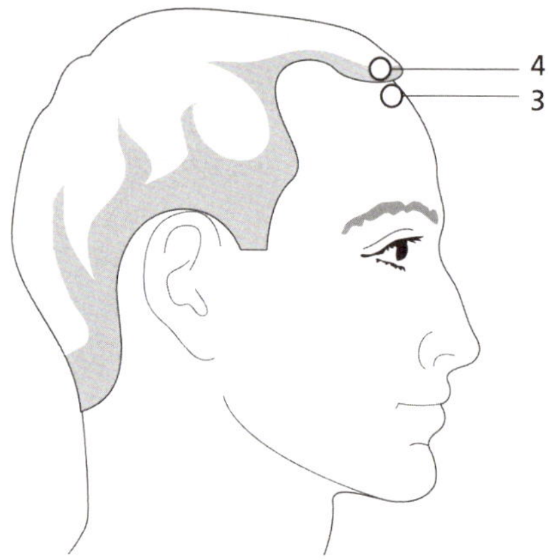

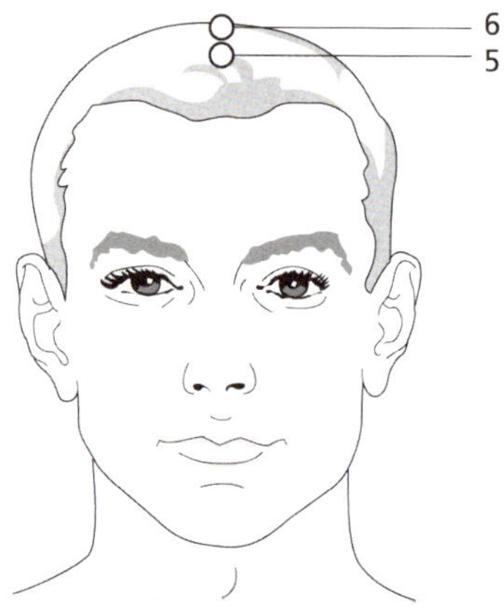

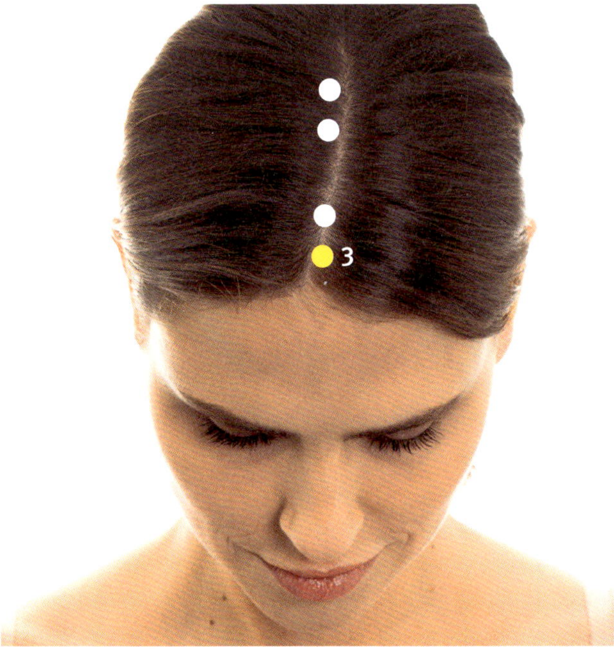
3

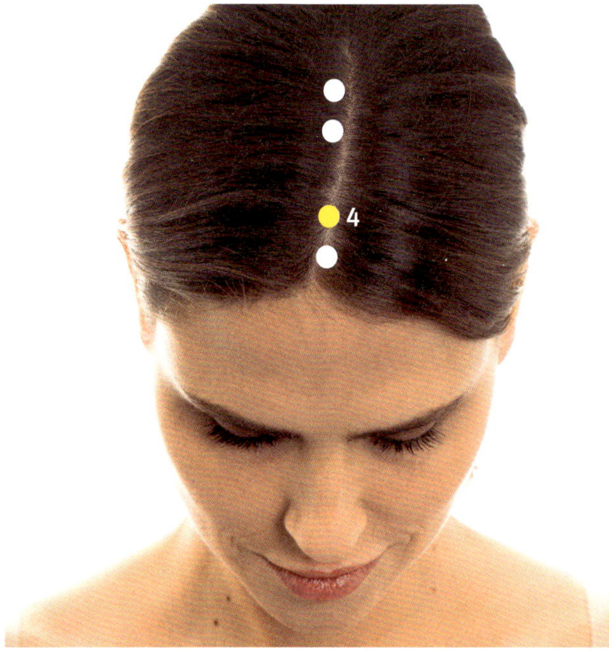
4

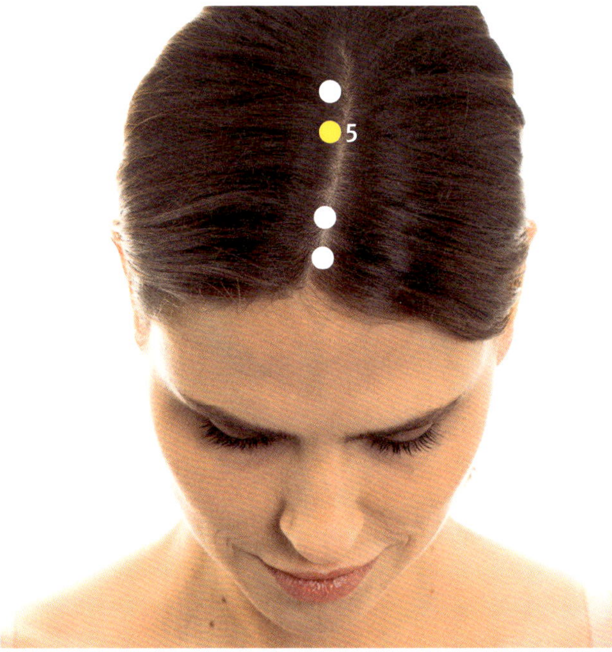
5

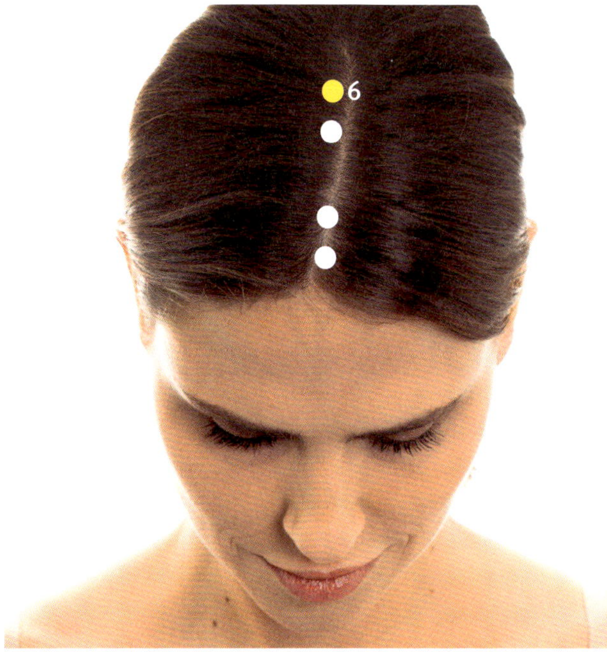
6

7. Punkt

Name: Große Erschöpfung

Meridian: Lenkergefäß (LG 14)

Lage: direkt unter dem siebten Halswirbel

Indikationen: Verdauungsstörungen, starke Kopfschmerzen, Übelkeit, Brechreiz, Bronchitis, Abwehrschwäche, Traurigkeit, Psychosen, Sucht, Störungen der Schilddrüse, Migräne, Bandscheibenschäden, psychosomatische Schmerzen, Stimmungsschwankungen, Herzkrankheiten, Epilepsie, Brustfellentzündung

Besonderheit: Vereinigungspunkt aller Yang-Meridiane, Superpunkt!

Technik: Teilen, bis zu 60 Sekunden

8. Punkt

Name: Körpersäule

Meridian: Lenkergefäß (LG 12)

Lage: unter dem 1. Brustwirbel

Indikationen: Weinerlichkeit, Übererregung, Muskelkrämpfe, Halluzinationen, Keuchhusten, Rückensteifigkeit, Muskelkrämpfe, Nervenschwäche, Bronchitis

Technik: Teilen, bis zu 60 Sekunden

9. Punkt

Name: Göttlicher Weg

Meridian: Lenkergefäß (LG 11)

Lage: zwischen den Schulterblättern, unter dem 3. Brustwirbel

Indikationen: Phobien aller Art, neurotische Krisen, Asthma, Depressionen, nächtliches Bettnässen, Erschöpfung, Brustfellentzündung, hypochondrische Ängste

Besonderheit: bei allen Psychosen zu behandeln

Chakra: Herz-Chakra

Technik: Teilen, bis zu 60 Sekunden

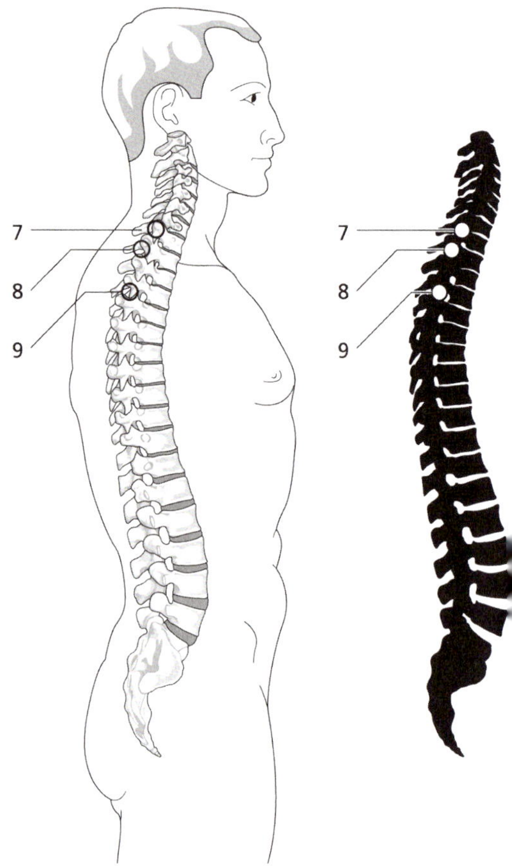

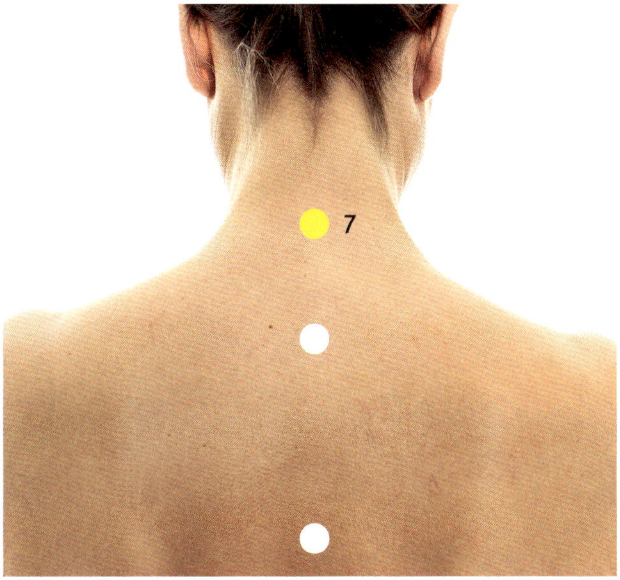
7

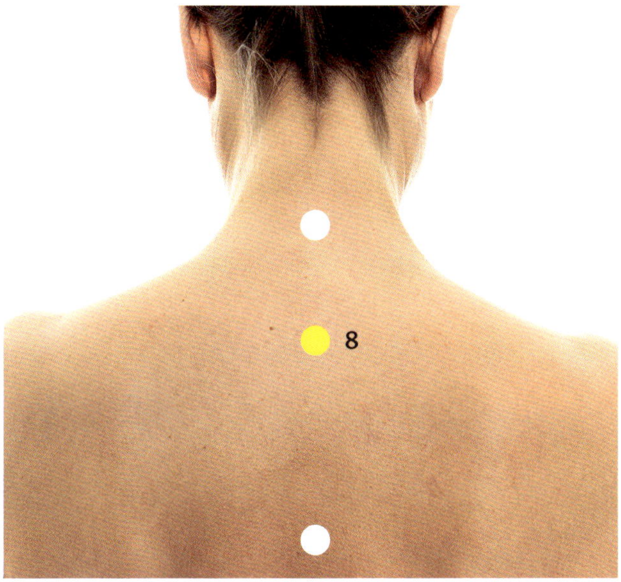
8

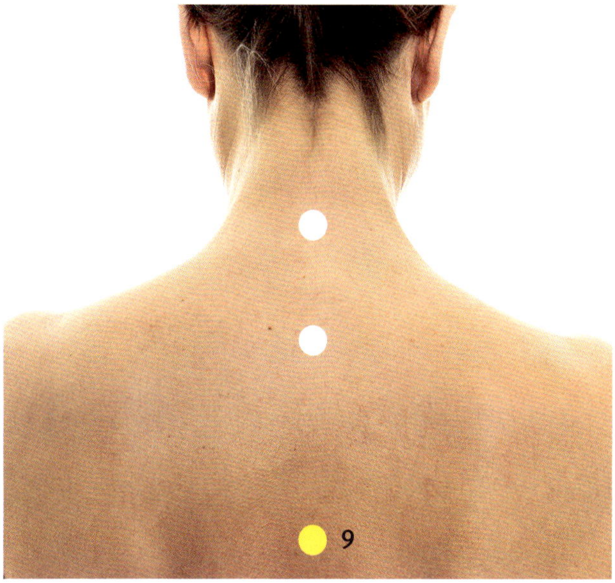
9

10. Punkt

Name: Mittlerer Gipfel

Meridian: Konzeptionsgefäß (KG 3)

Lage: auf der vorderen Mittellinie, zwischen Schambein und Nabelmitte, am Ende des ersten Drittels

Indikationen: Bettnässen, Blasenschwäche, Erschöpfung, Vaginalausfluss, Potenzstörungen, mangelnde Empfängnis, Trübsichtigkeit, kalte Arme und Beine

Besonderheit: Bei Anregung dieses Punktes werden gleichzeitig der Leber-, Nieren- und Blasenmeridian sowie der Milz-Pankreas-Meridian angesprochen. Dieser Punkt wirkt schmerzstillend. Sollte er auf Druck schmerzhaft sein, ist davon auszugehen, dass der Blasenmeridian schwach ist und mitbehandelt werden muss.

Technik: Kneten, bis zu 60 Sekunden

Chakra: Sexual-Chakra

11. Punkt

Name: Grenzvorsprung

Meridian: Konzeptionsgefäß (KG 4)

Lage: auf der vorderen Mittellinie, in der Mitte zwischen Schambein und Nabelmitte

Indikationen: Schlaflosigkeit, Durchfall, Blasenentzündung, Uterussenkung, zu lange dauernde Regelblutung, schmerzhafte Regelblutung, Überlaufblase, Empfängnisstörungen, Penisschmerzen, Herzdruck, akuter Durchfall

Besonderheit: Bei Anregung dieses Punktes werden gleichzeitig der Leber-, Nieren- und Dünndarmmeridian sowie der Milz-Pankreas-Meridian angesprochen. Dieser Punkt ist schmerzstillend. Sollte er auf Druck schmerzhaft sein, ist davon auszugehen, dass hier eine Schädigung des Dünndarmmeridians vorliegt, den Sie dann zusätzlich behandeln sollten.

Chakra: Sexual-Chakra

Technik: Schieben, 10-mal

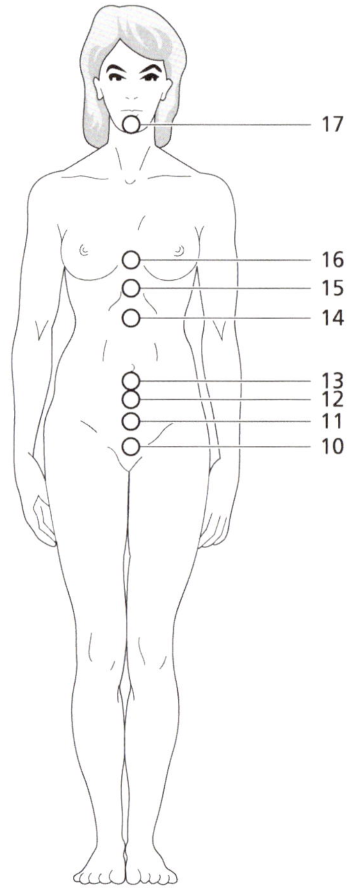

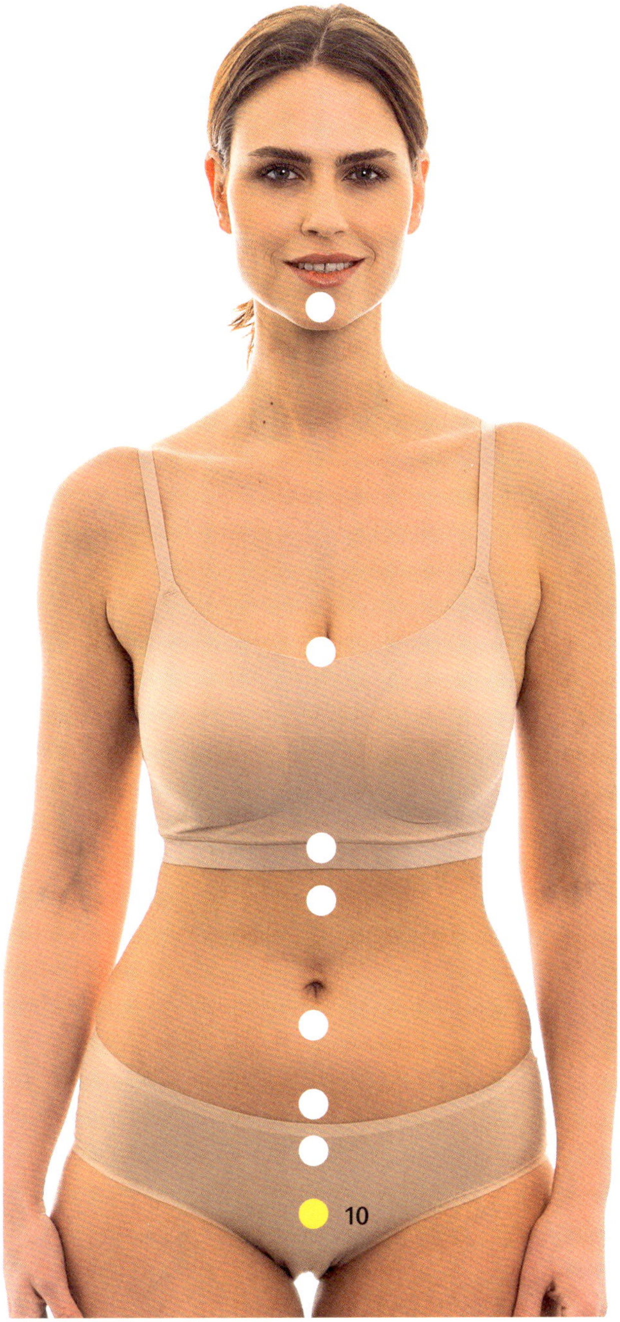
10

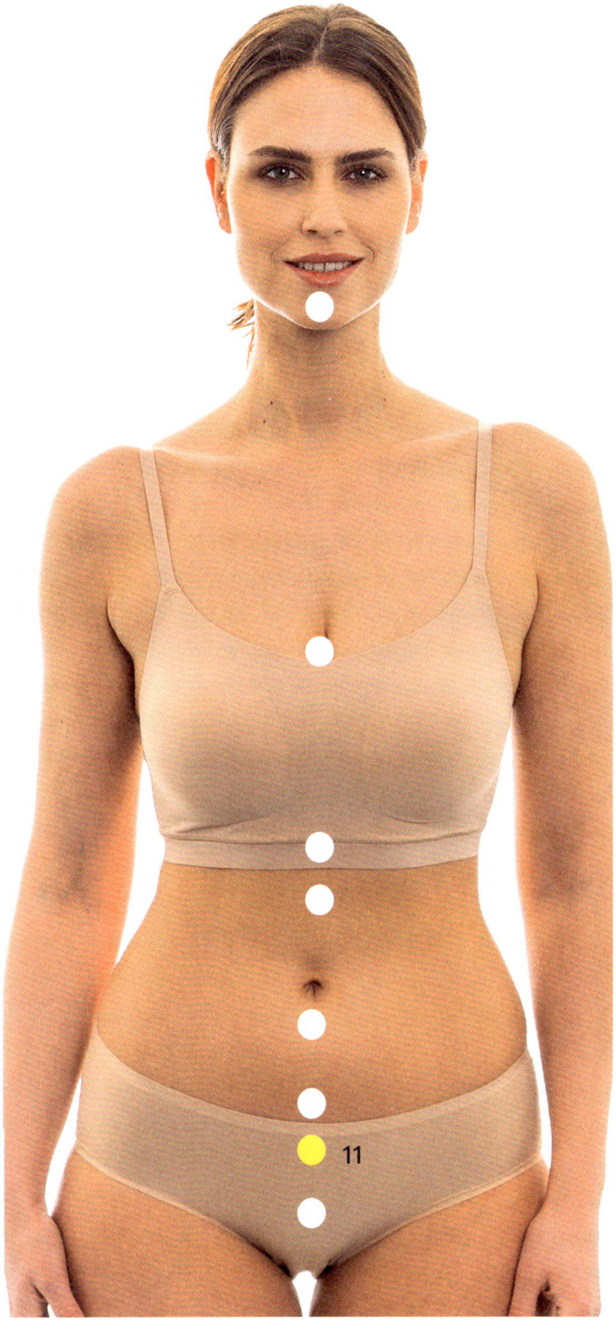
11

12. Punkt

Name: Steintor

Meridian: Konzeptionsgefäß (KG 5)

Lage: 3 Cun unterhalb der Nabelmitte, auf der Mittellinie des Bauches

Indikationen: Konzentrationsstörungen, Unterleibsentzündungen, Nierenschmerzen, psychische und physische Erschöpfung, ungenügende Funktion der Eierstöcke, Schmerzen im Brustkorb, Blasenschwäche, Störungen im Darmbereich, Geschwüre im Darm, Entzündung der Bauchspeicheldrüse, Schlaflosigkeit

Besonderheit: Dieser Punkt gleicht den Blutdruck aus, Superpunkt!

Chakra: Sexual-Chakra

Technik: Drücken, bis zu 30 Sekunden

13. Punkt

Name: Yin-Vereinigung

Meridian: Konzeptionsgefäß (KG 7)

Lage: 1 Cun unterhalb der Nabelmitte

Indikationen: alle Formen von Menstruationsstörungen, trockener schmerzhafter Hals, Hitzewallungen, mangelnde sexuelle Libido sowie das Gegenteil: Nymphomanie und Potenzstörungen, Erotomanie, Magenschleimhautentzündung, Schmerzen im Brustkorb (Angina pectoris), Schlaflosigkeit, Schwerhörigkeit, Zerfahrenheit (im Sinne von nicht zentriert sein), Durchfall, Halsschmerzen, Schwindel, Phobien

Besonderheit: Bei Anregung dieses Punktes werden gleichzeitig der Kreislauf- und Nierenmeridian sowie der Dreifach-Erwärmer-Meridian angesprochen. Er hat auch schmerzstillende Qualitäten. Sollte er bei Druck schmerzhaft sein, sind die Yin-Energien im Dreifach-Erwärmer-Meridian angegriffen.

Technik: Teilen, bis zu 15-mal

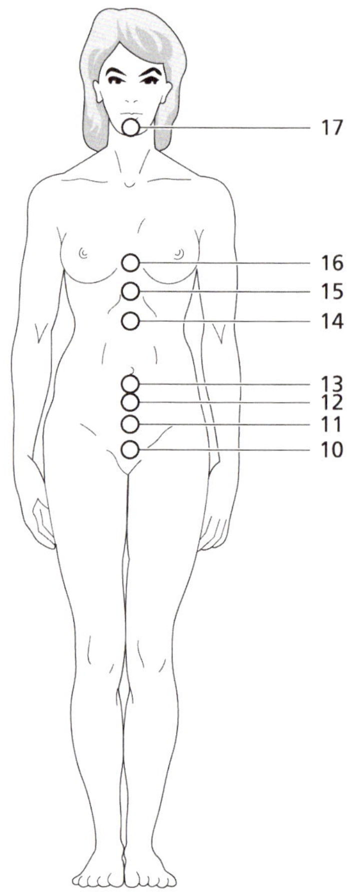

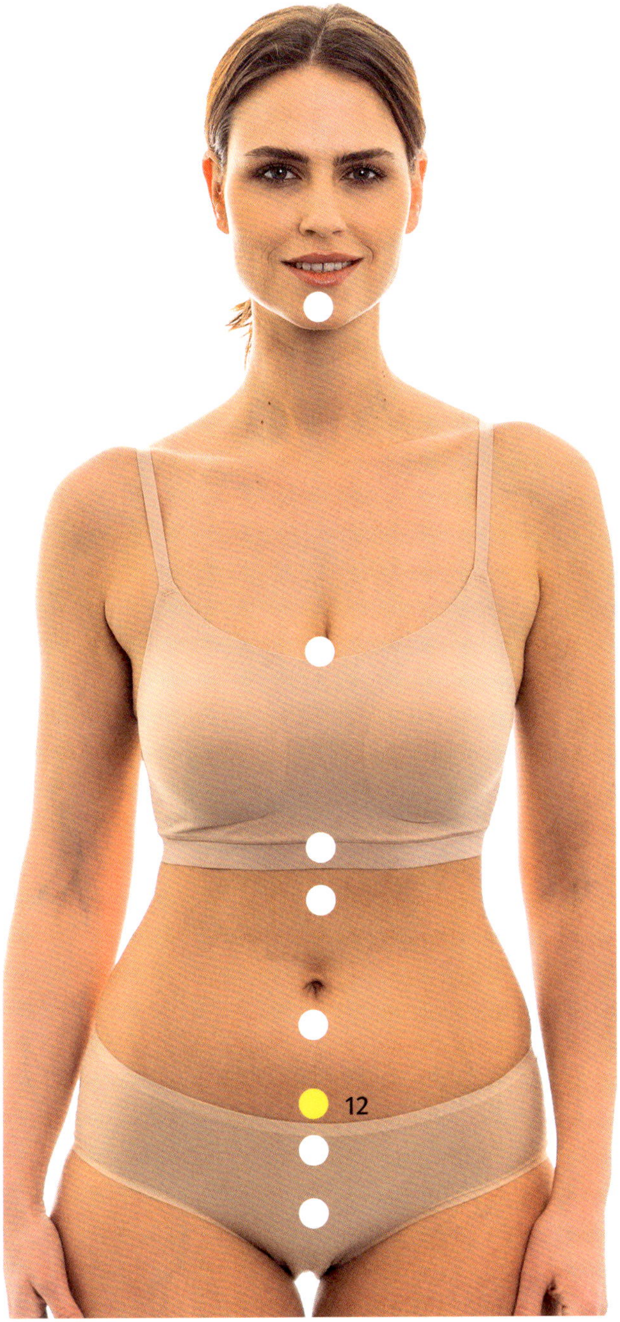
12

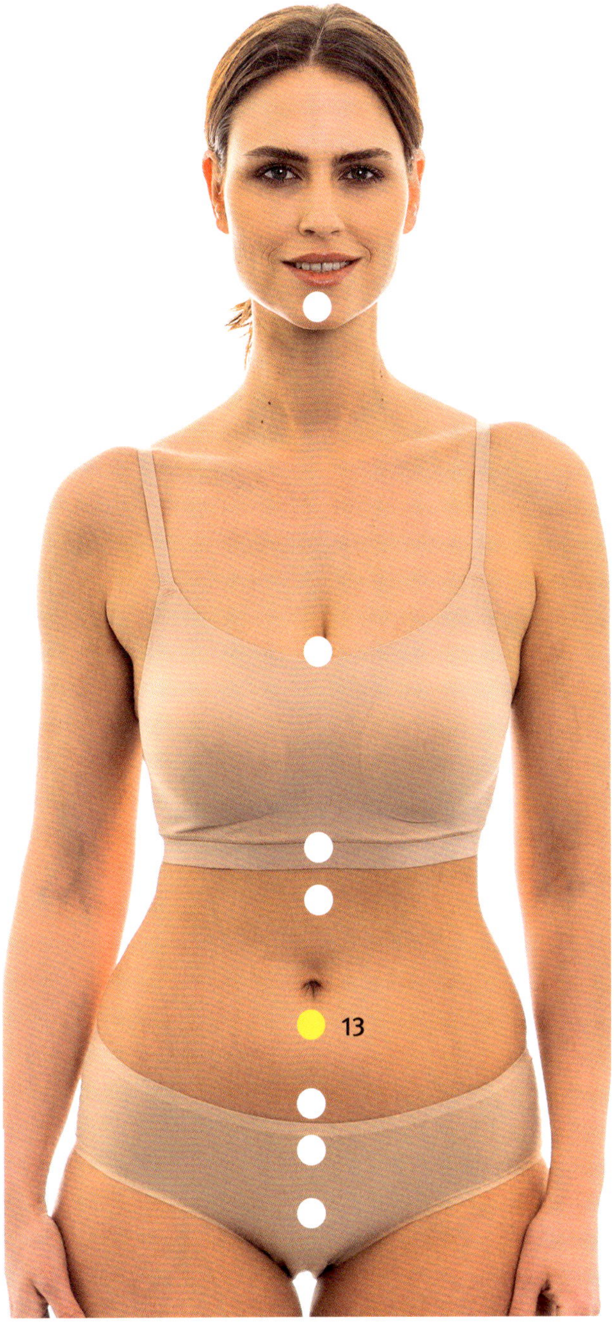
13

14. Punkt

Name: Mittlerer Kanal

Meridian: Konzeptionsgefäß (KG 12)

Lage: 4 Cun über dem Bauchnabel, auf der Mittellinie

Indikationen: Brechreiz, Durchfall, Asthma, Benommenheit, Pubertätsmagersucht, Völlegefühl, Verstopfung, Sodbrennen, Zwölffingerdarmgeschwür, Magengeschwür, Mangel an Magensaft, schnelle psychische Ermüdung

Chakra: Solar-Plexus-Chakra

Technik: Kneten, bis zu 60 Sekunden

15. Punkt

Name: Machtgrenze

Meridian: Konzeptionsgefäß (KG 14)

Lage: 6 Cun über der Nabelmitte, direkt auf der Mittellinie

Indikationen: Herzattacken, nervöser Atem, Phobien, Übelkeit, Völlegefühl, Hypochondrie, Schluckauf, Roemheld-Syndrom

Besonderheit: verstärkt die Yin-Energien des Herzmeridians

Chakra: Solar-Plexus-Chakra

Technik: Punktieren, bis zu 30 Sekunden

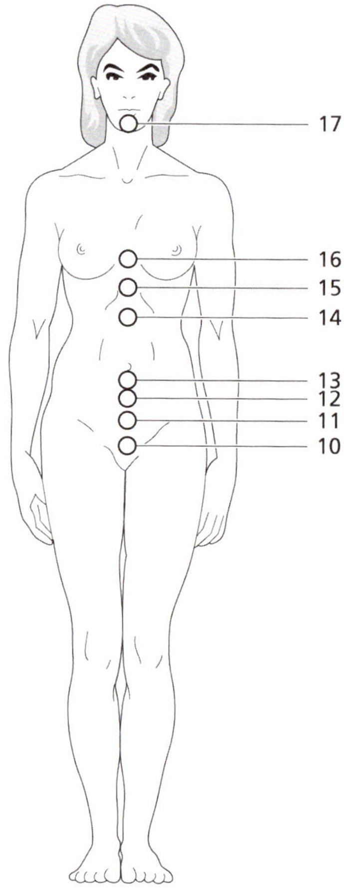

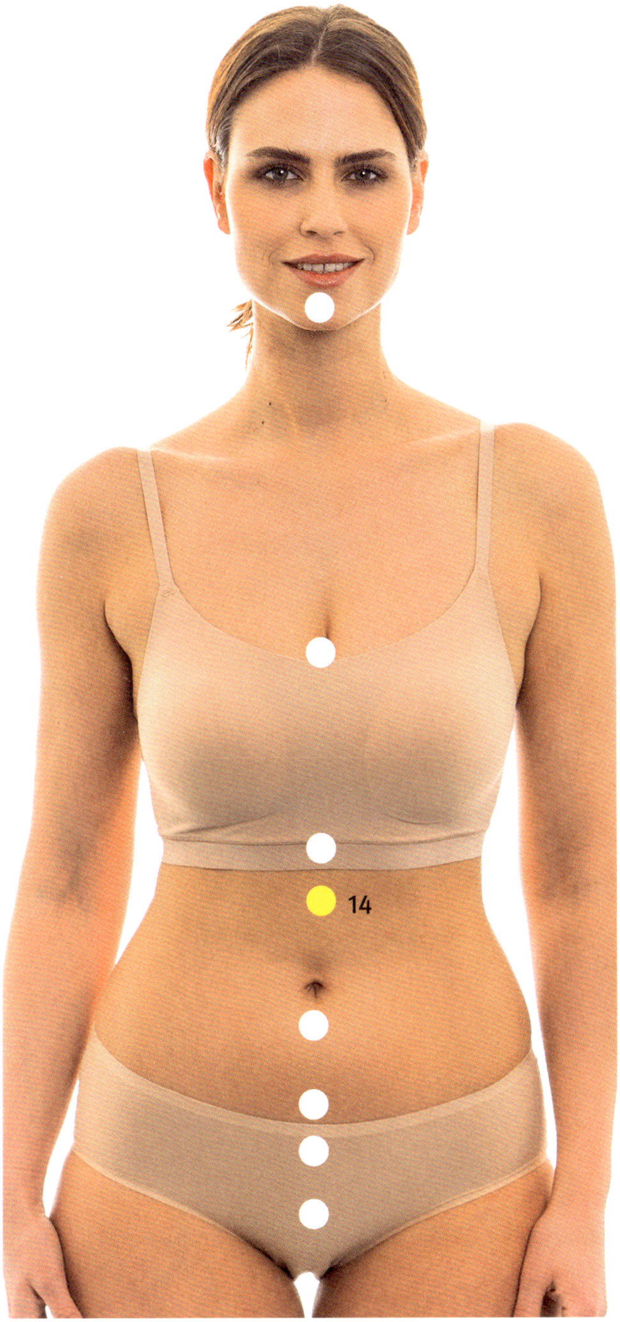
14

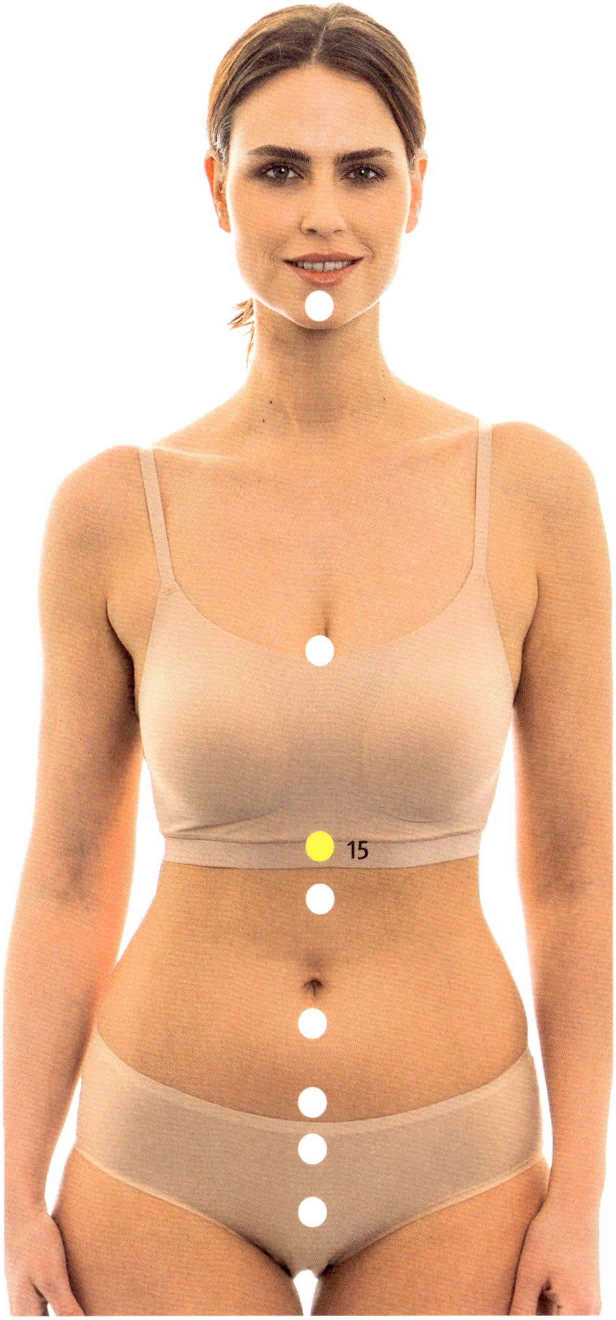
15

16. Punkt

Name: Der Brustpalast

Meridian: Konzeptionsgefäß (KG 17)

Lage: direkt auf dem Brustbein

Indikationen: Asthma, Schwindel, grippale Infekte, Abwehrschwäche, Thymusschwäche, schlechte Laune, Traurigkeit, Sucht, Phobien, nervöser Atem, Herzklopfen, Schwindel, grippale Infekte, Emphysem, Schluckauf, psychosomatische Schmerzen, Unvermögen, Gefühle hinreichend wahrzunehmen, Entzündung der Milchgänge in der weiblichen Brust, Halsentzündung, Roemheld-Syndrom

Besonderheit: steht mit neun weiteren Meridianen in Beziehung, bei Anregung dieses Punktes werden gleichzeitig der Lungen-, Leber-, Herz-, Dickdarm-, Dünndarm-, Nieren- und Kreislaufmeridian, der Dreifach-Erwärmer-Meridian sowie der Milz-Pankreas-Meridian angesprochen. Punkt 16 ist der Sammelpunkt der vitalen Lebensenergie.

Chakra: Herz-Chakra

Technik: Punktieren, 30 Sekunden. Dieser Punkt sollte durch Klopfen im Bedarfsfall täglich angeregt werden (siehe »Übungen zur Harmonisierung Ihrer Energien«)

17. Punkt

Name: Flüssigkeitsaufnahme

Meridian: Konzeptionsgefäß (KG 24)

Lage: im Gesicht zwischen Unterlippe und der Kinnverdickung

Indikationen: Stottern, Lippenherpes, Zahnschmerzen, Kiefergelenksbrüche, Lähmung des Gesichtsnervs, Lähmung einer Körperseite

Besonderheit: Dieser Punkt hat Verbindungen zum Magen- und zum Dickdarmmeridian sowie zum ergänzenden Lenkergefäß. Bei Zahnschmerzen wird er als besonders angenehm empfunden.

Technik: alle Techniken möglich: 5- bis 15-mal, 30 bis 60 Sekunden

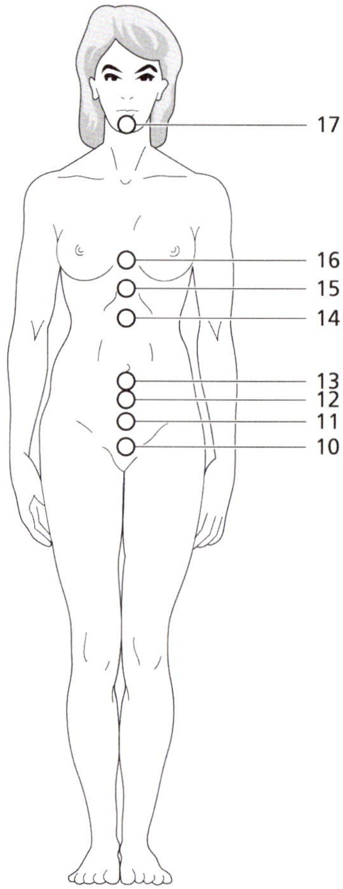

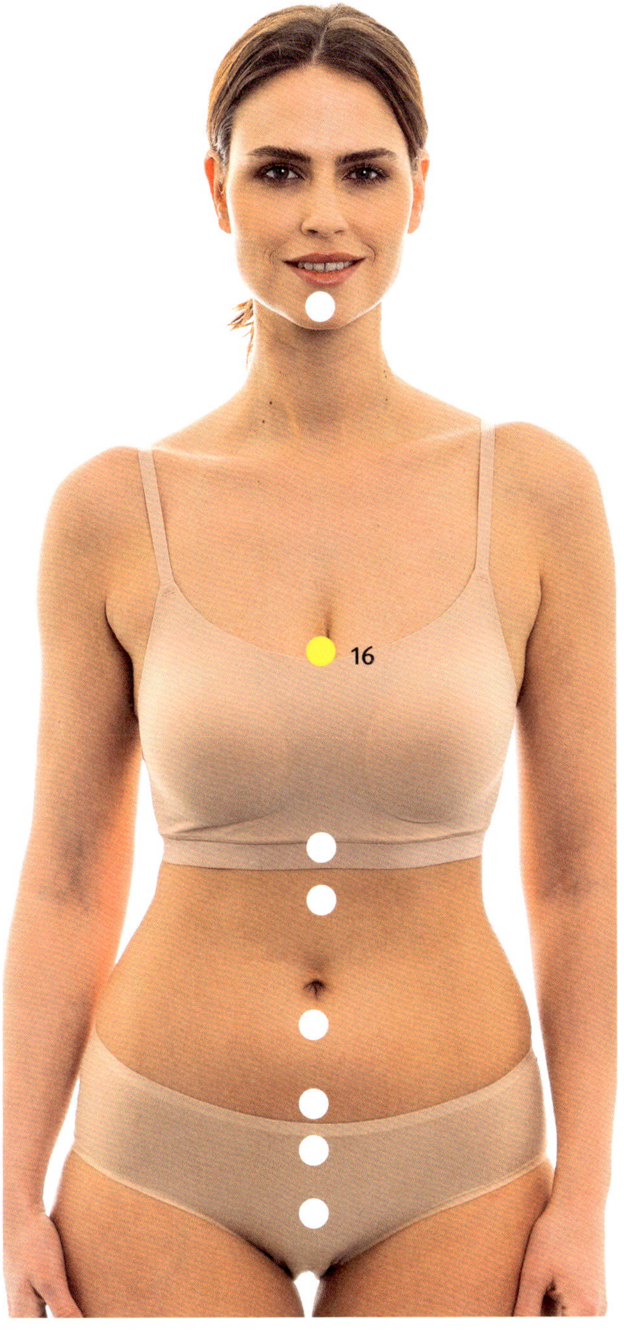
16

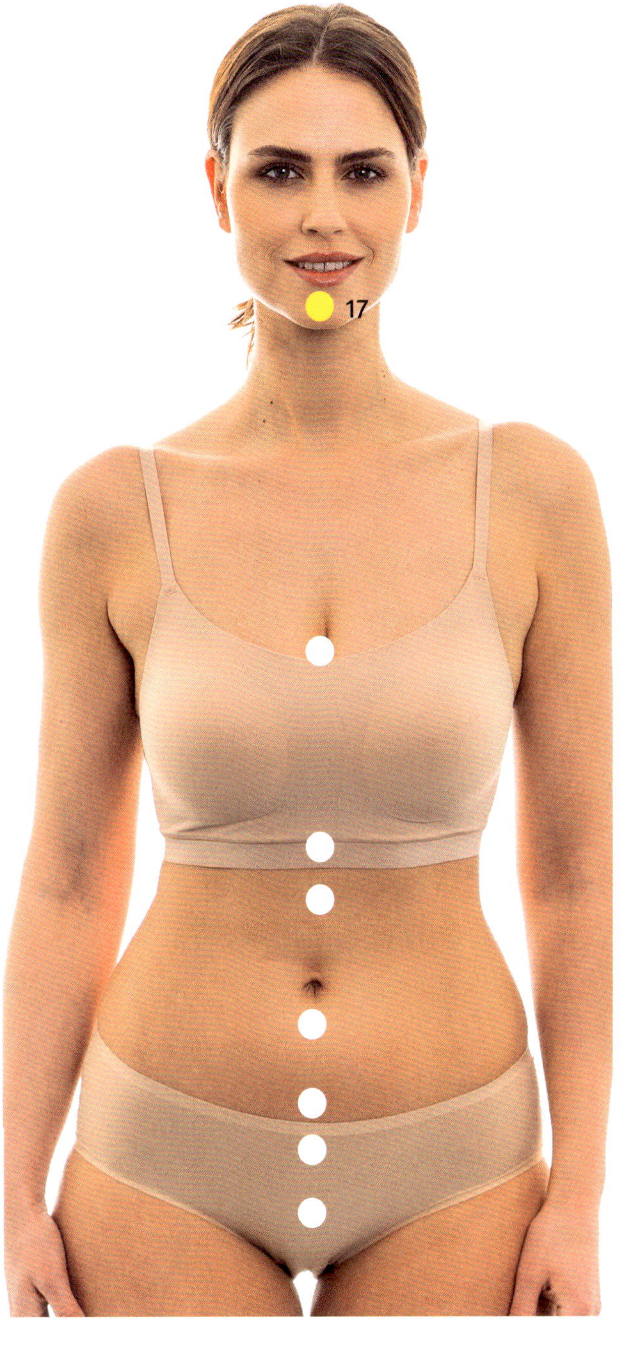
17

18. Punkt

Name: Augenbrauenwinkel

Meridian: Blasenmeridian (BL 2)

Lage: am inneren Ende der Augenbrauen

Indikationen: Glaukom (Augendruckkrankheit), Niesreiz, attackenweise auftretende Schmerzanfälle im Gesicht mit gleichzeitigem Tränenfluss, Entzündung der Nasennebenhöhlen, Augenmüdigkeit, Bindehautentzündung, Kopfschmerzen, Migräne, Nervosität, Konzentrationsschwäche, allgemeine Augenkrankheiten, Nasenbluten

Besonderheit: zuverlässig bei allen Kopfschmerzen, bitte vorsichtig behandeln, da zu starker Druck ein Brillenhämatom (Bluterguss) verursachen kann.

Technik: Kneten, bis zu 60 Sekunden

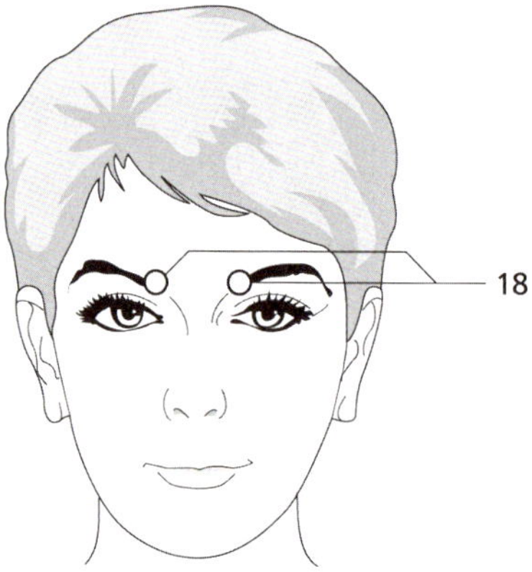

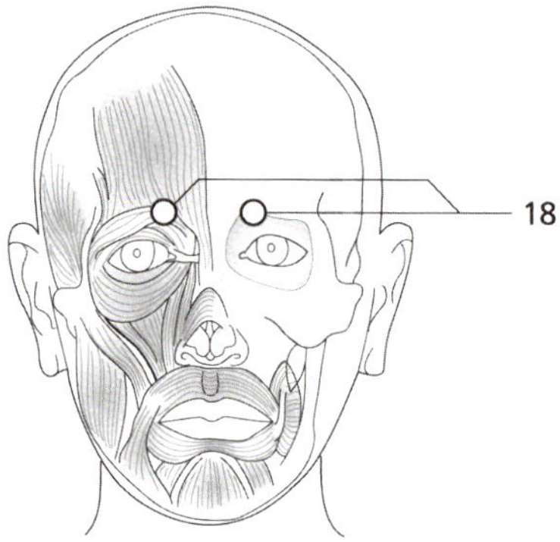

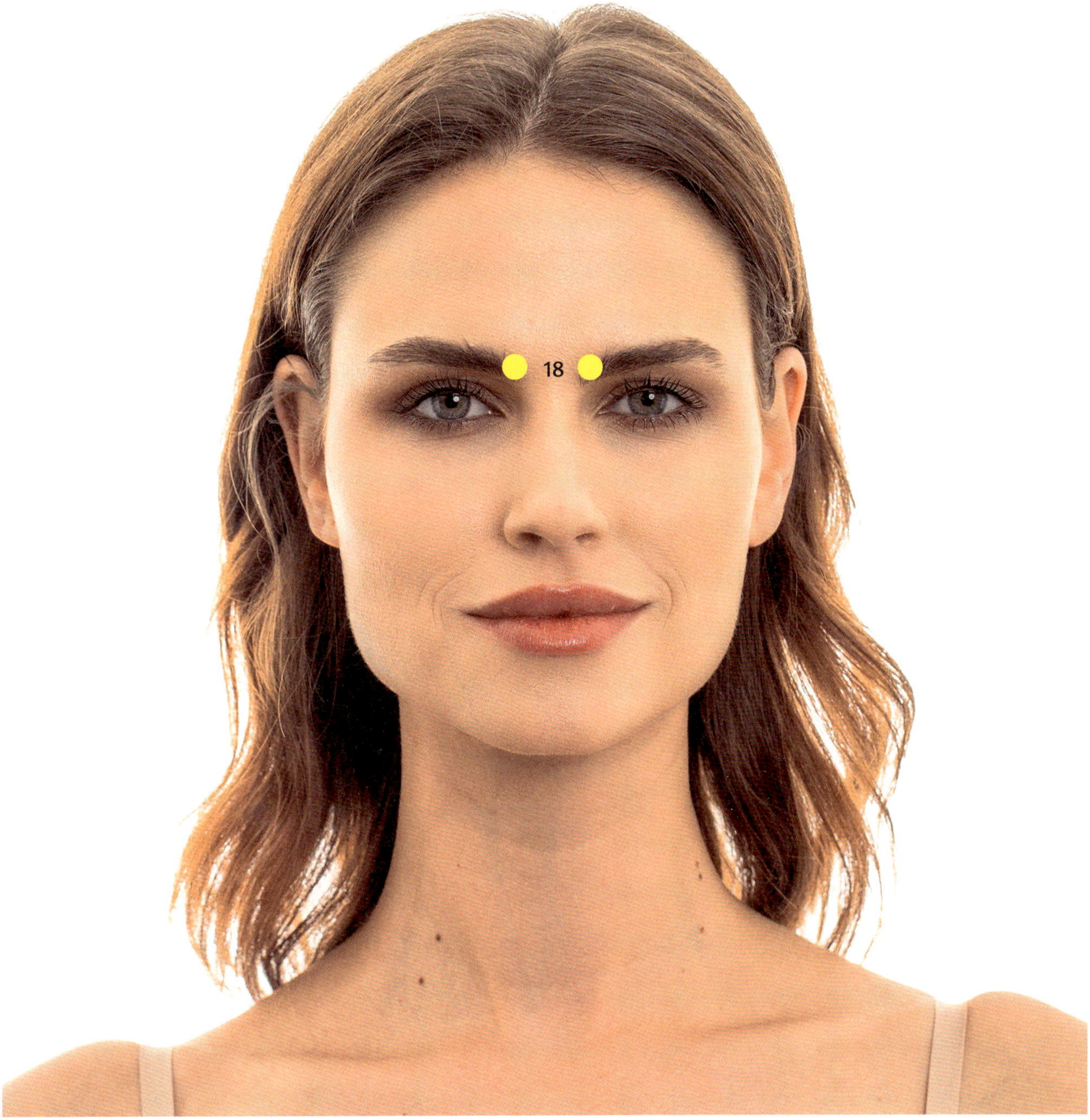
18

19. Punkt

Name: Geringer Handel

Meridian: Lungenmeridian (Lu 11)

Lage: am äußeren Nagelwinkel des Daumens

Indikationen: (Kopf-)Grippe, Bronchitis, Mandel- und Halsentzündung (Meisterpunkt für den Hals), Diphtherie (jedoch nur im Anfangsstadium), Herzbeklemmung, Keuchhusten, Kreislaufschwierigkeiten, Brustfellentzündung, Durchfall, Mumps, Ziegenpeter, Nasenbluten

Besonderheit: steht in Verbindung mit dem Dickdarmmeridian, Punkt 33; Superpunkt, der bei allen unklaren Infekten eingesetzt werden kann.

Technik: Schieben, bis zu 60 Sekunden

Element: Holz

20. Punkt

Name: Großer Schlund

Meridian: Lungenmeridian (Lu 9)

Lage: an der inneren Seite der Beugefalte des Handgelenks

Indikationen: Blähungen, Pseudokrupp, Schmerzen im Unterbauch, periodisches Fieber, jede Form von Atemstörung, Kraftlosigkeit, Emphysem, Schwäche, Antriebsschwäche, Lungenstauungen, Kopfschmerzen

Besonderheit: Quellpunkt, der mit dem Schleusenpunkt des Dickdarmmeridians in Verbindung steht. Bei schwacher Energie im Dickdarmmeridian beide Punkte behandeln: Punkt 20 (Quellpunkt des Lungenmeridians) und Punkt 36 (Schleusenpunkt des Dickdarmmeridians)

Technik: Kneten, 60 Sekunden

Element: Erde

21. Punkt

Name: Grubenöffnung

Meridian: Lungenmeridian (Lu 7)

Lage: Kreuzt man Zeigefinger und Daumen beider Hände ineinander, liegt er an der Spitze des Zeigefingers, auf der Innenseite des Unterarms.

Indikationen: bellender Husten, Unruhe, Nervosität, Nachtschweiß, Sprechunlust, Heiserkeit, Frostigkeit, Halsentzündung, Nikotinsucht, Nasennebenhöhlenentzündung, Bindehautentzündung, Herpes an den Lippen, Ekzeme, Ohrensausen, Bronchitis, Schnupfen, Erkältungsfieber, Migräne, Asthma, Appetitlosigkeit aus Gründen der Nervosität, Mundsperre, Angina pectoris, Aushusten von Blut, Schulter-Arm-Neuralgien, Herpes zoster

Besonderheit: Schleusenpunkt, der mit dem Quellpunkt des Dickdarmmeridians in Verbindung steht. Bei schwacher Energie im Lungenmeridian beide Punkte behandeln: Punkt 21 (Schleusenpunkt des Lungenmeridians) und Punkt 34 (Quellpunkt des Dickdarmmeridians)

Technik: Punktieren bis zu 60 Sekunden. Superpunkt, der bei allen unklaren Infekten einzusetzen ist.

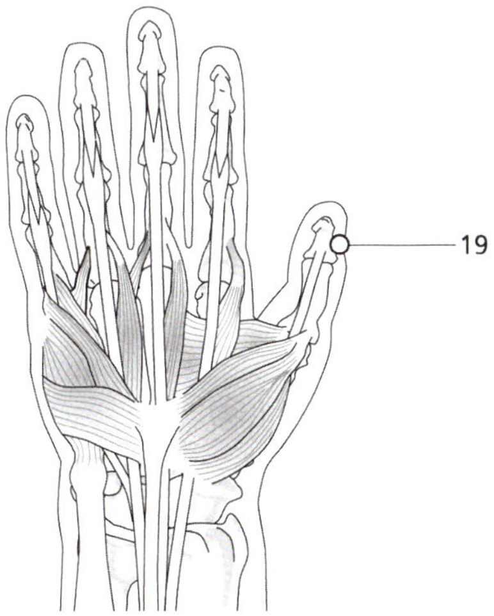
19

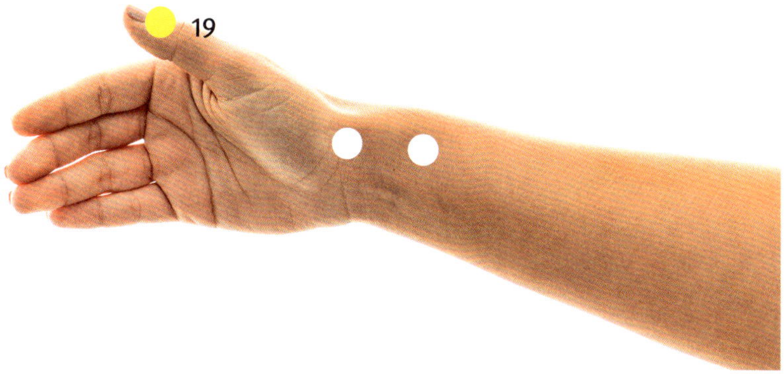
19

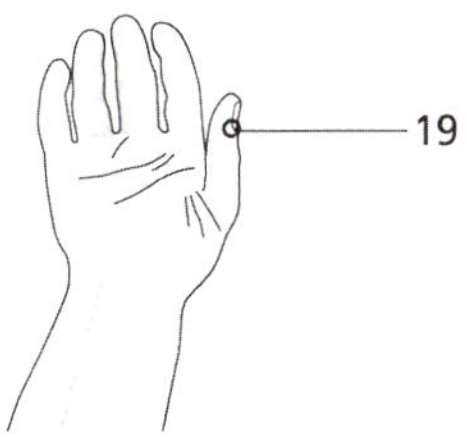
19

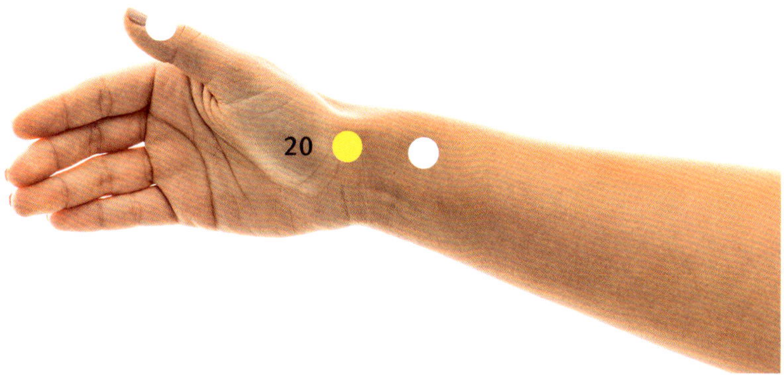
20

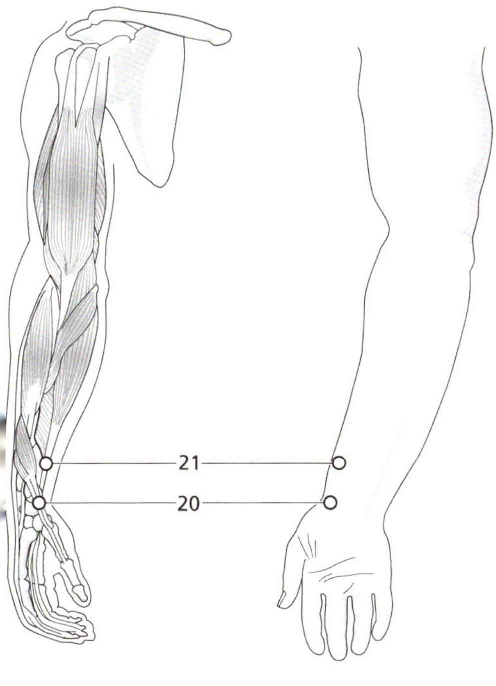
21
20

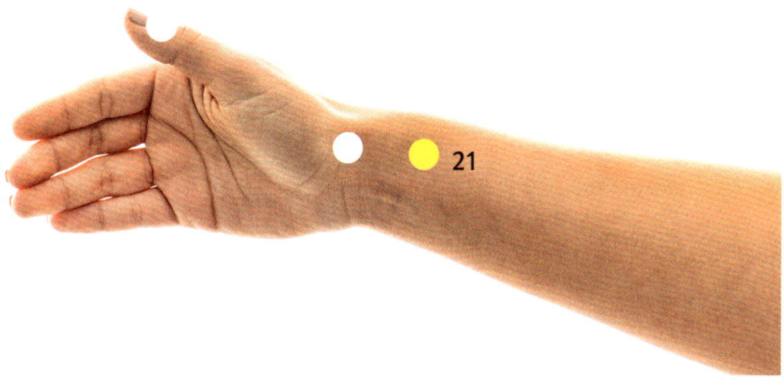
21

22. Punkt

Name: Grenz-Angriffspunkt

Meridian: Dreifach-Erwärmer-Meridian (3E 1)

Lage: am äußeren Nagelwinkel des Ringfingers

Indikationen: Kopfschmerzen, unregelmäßiger Stuhlgang, Hals- und Mandelentzündung, Fieber, Angina, Migräne, Völlegefühl

Besonderheit: Verbindung zum 53. Punkt, der auf dem Kreislaufmeridian liegt (KS 9)

Technik: Schieben, 60 Sekunden

Element: Metall

23. Punkt

Name: Das Tor des Überflusses

Meridian: Dreifach-Erwärmer-Meridian (3E 2)

Lage: auf dem Fingergrundgelenk des Ringfingers, zwischen dem kleinen Finger und dem Ringfinger

Indikationen: Erkältungsneigung, Melancholie, Beeinträchtigung der Augen, Erregtheit, Angina, Ohrensausen, Kopfschmerzen, Wetterfühligkeit

Technik: Kneten, 60 Sekunden

Element: Wasser

24. Punkt

Name: Mittlere Insel

Meridian: Dreifach-Erwärmer-Meridian (3E 3)

Lage: auf dem Handrücken, in dem Winkel der Mittelhandknochen des kleinen Fingers und des Ringfingers

Indikationen: mangelnde Geschlechtskraft, Arthritis in den Handgelenken, Menstruationsunregelmäßigkeiten, Phantomschmerz, Kopfschmerz, herabgesetztes Hörvermögen, Gehirnerschütterung, Augenschwäche, Neigung zum grauen Star, Mattheit, Angina, Stimmungsschwankungen

Technik: Kneten, bis zu 60 Sekunden

Element: Holz

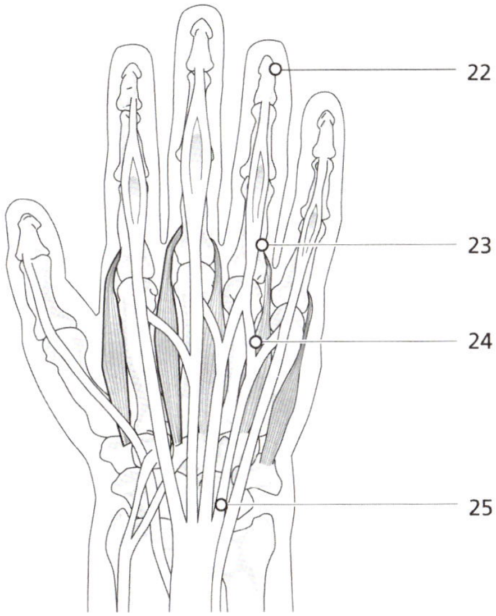
22
23
24
25

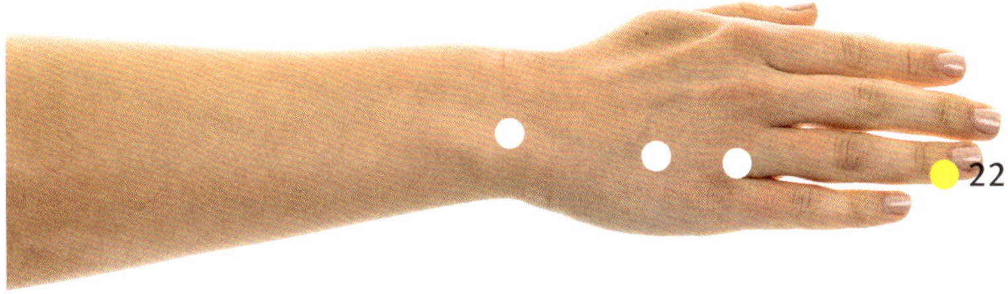
22

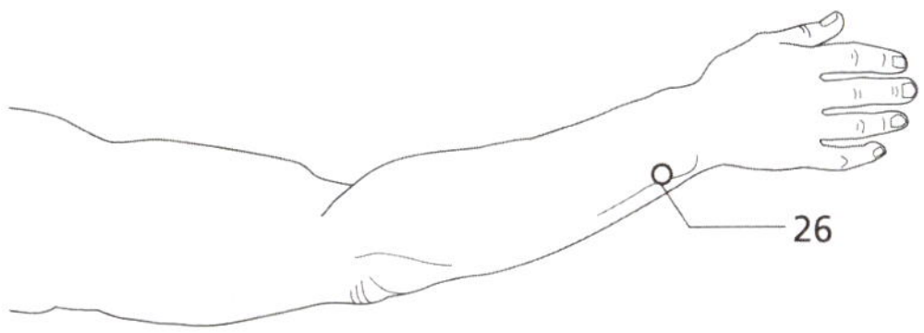
26

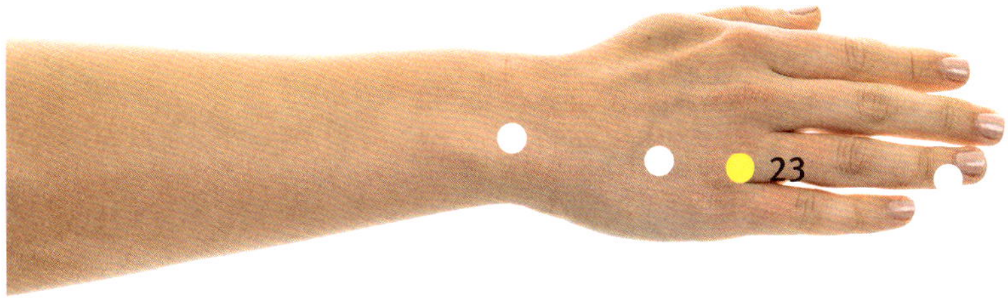
23

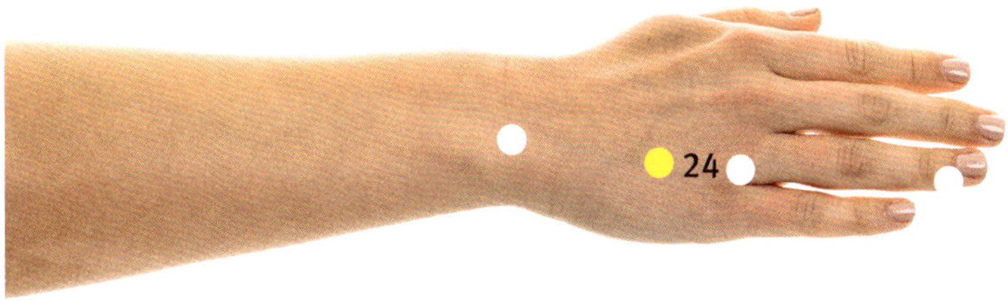
24

25. Punkt

Name: Yang-Teich

Meridian: Dreifach-Erwärmer-Meridian (3E 4)

Lage: auf dem Handrücken, in einer Vertiefung in der Mitte des Handgelenks, biegt man die Hand nach hinten, ist die Vertiefung zu tasten

Indikationen: nervenbedingte Schmerzen im Arm, schmerzhafte steife Schulter, hervorgerufen durch einen Entzündungsprozess der Schultergelenkkapsel, so genannte »kalte Schulter«, Verstauchung im Handgelenk, Nervenschwäche durch Schlafmangel, Schwindel mit Flimmern vor den Augen, schwankende Stimmungen, Atemstörungen, Wetterfühligkeit, Kollaps, Herzneurose, Missempfinden im Bereich des Herzens, ungenügende Funktion der Sexualorgane und unregelmäßiger Menstruationszyklus, Ermüdbarkeit der Sprach-, Kau- und Schluckmuskulatur, schwerer Kopf

Besonderheit: Quellpunkt, der mit dem Schleusenpunkt des Dreifach-Erwärmer-Meridians in Verbindung steht. Bei schwacher Energie im Kreislaufmeridian beide Punkte behandeln: Punkt 25 (Quellpunkt des Dreifach-Erwärmer-Meridians) und Punkt 50 (Schleusenpunkt des Kreislaufmeridians)

Technik: Schieben, bis zu 1 Minute

26. Punkt

Name: Äußere Grenze

Meridian: Dreifach-Erwärmer-Meridian (3E 5)

Lage: 2 Cun proximal (in Richtung Körpermitte) der Handgelenksquerfalte, auf dem Armrücken, zwischen den beiden Unterarmknochen

Indikationen: Angina, Kopfschmerzen, nervöse Magenschleimhautentzündung, Frösteln, Schnupfen, Ekzeme, Wechsel zwischen Hitze und Kälte, Ohrensausen, Sodbrennen, Achselschweiß, schmerzhafte Rötung der Haut, Phantomschmerz, Impotenz, Lähmungen in den Armen

Besonderheit: Schleusenpunkt, der mit dem Quellpunkt des Kreislaufmeridians in Verbindung steht. Bei schwacher Energie im Dreifach-Erwärmer-Meridian beide Punkte behandeln: Punkt 26 (Schleusenpunkt des Dreifach-Erwärmer-Meridians) und Punkt 51 (Quellpunkt des Kreislaufmeridians)

Technik: Schieben, 30 Sekunden

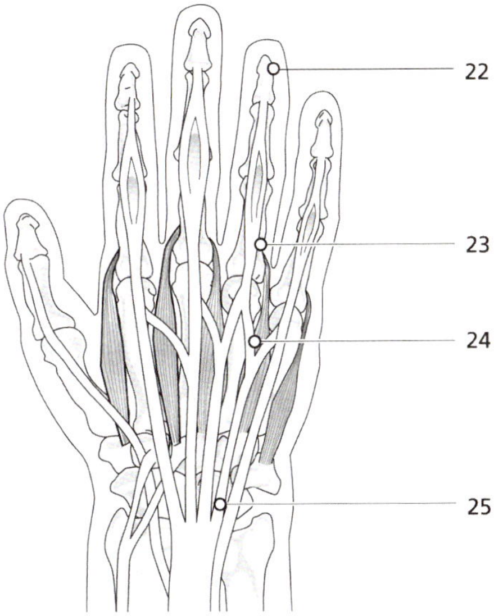
22
23
24
25

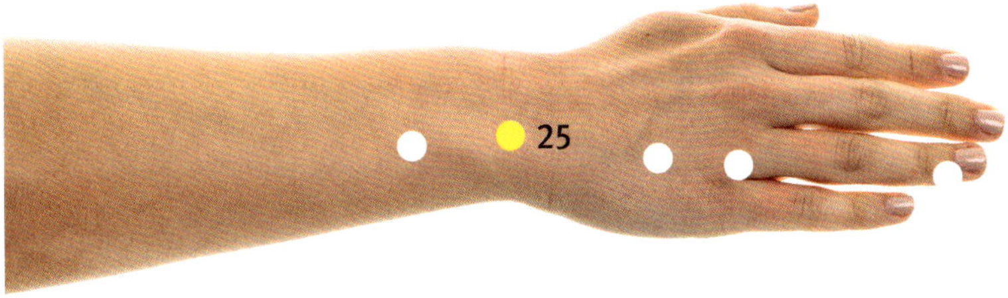
25

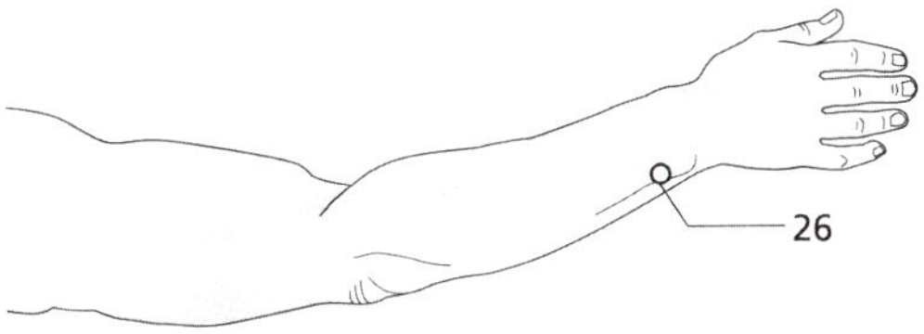
26

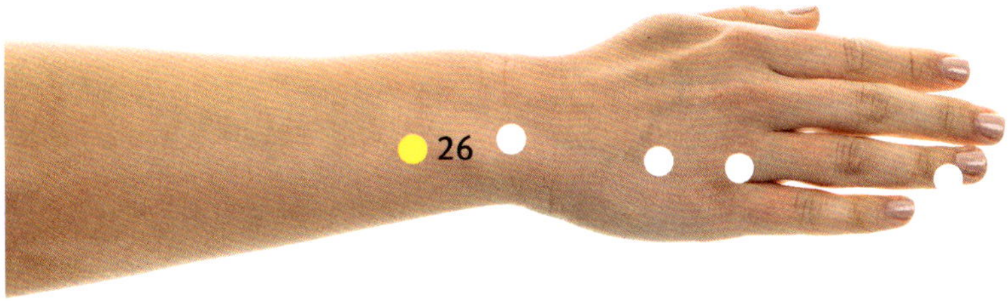
26

27. Punkt

Name: Himmelsgrube

Meridian: Dreifach-Erwärmer-Meridian (3E 15)

Lage: am oberen Rand des Trapezmuskels, Schultermitte

Indikationen: Winderkrankungen, Wind- und Wetterfühligkeit, grippale Infekte, Schnupfen, Benommenheit, Halsentzündungen, Keuchhusten, Muskelschmerz in den Schultern

Besonderheit: Verbindung zum Gallenblasen- und Dünndarmmeridian sowie zum Lenkergefäß. Eine sanfte Massage an den Punkten 27 und 28 wird besonders von Menschen, die beruflich viel schreiben müssen (Sekretärinnen etc.) als wohltuend empfunden.

Technik: Kneten, 15-mal

28. Punkt

Name: Offenes Himmelsfenster

Meridian: Dreifach-Erwärmer-Meridian (3E 16)

Lage: liegt am hinteren Rand des Schlüsselbeinmuskels in Höhe des Winkels zum Unterkiefer

Indikationen: Ohrensausen, Ohrenschmerzen, Mittelohrentzündung, Schmerzen in den Nackenwirbeln, Nackensteife, Schwindel, Migräne, Muskelschmerzen in der Halsmuskulatur, Schiefhals, Wetterfühligkeit

Besonderheit: Eine sanfte Massage an den Punkten 28 und 27 wird besonders von Menschen, die viel schreiben müssen (Sekretärinnen etc.) als wohltuend und entspannend empfunden.

Technik: Schieben, 60 Sekunden

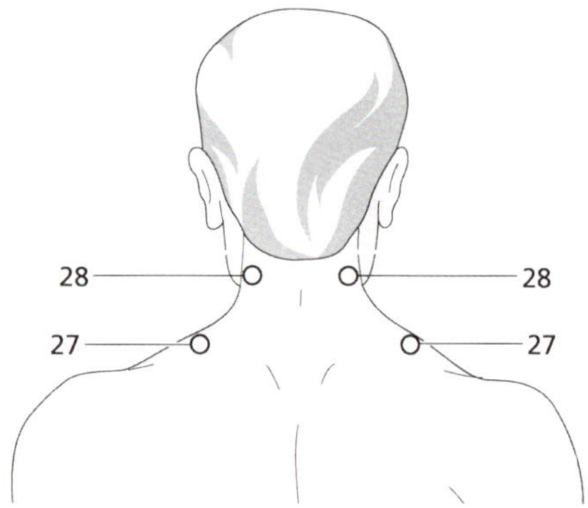

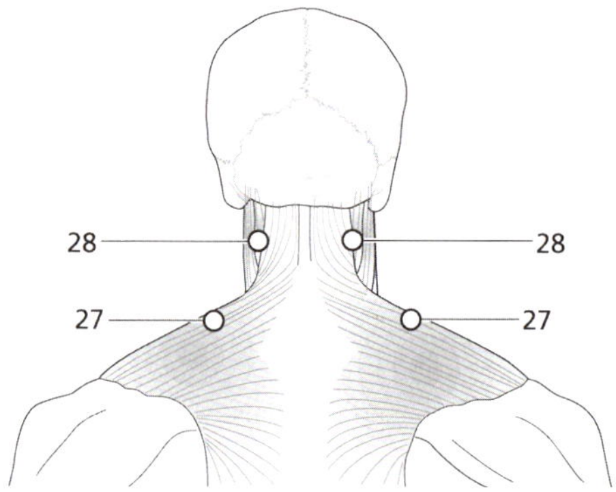

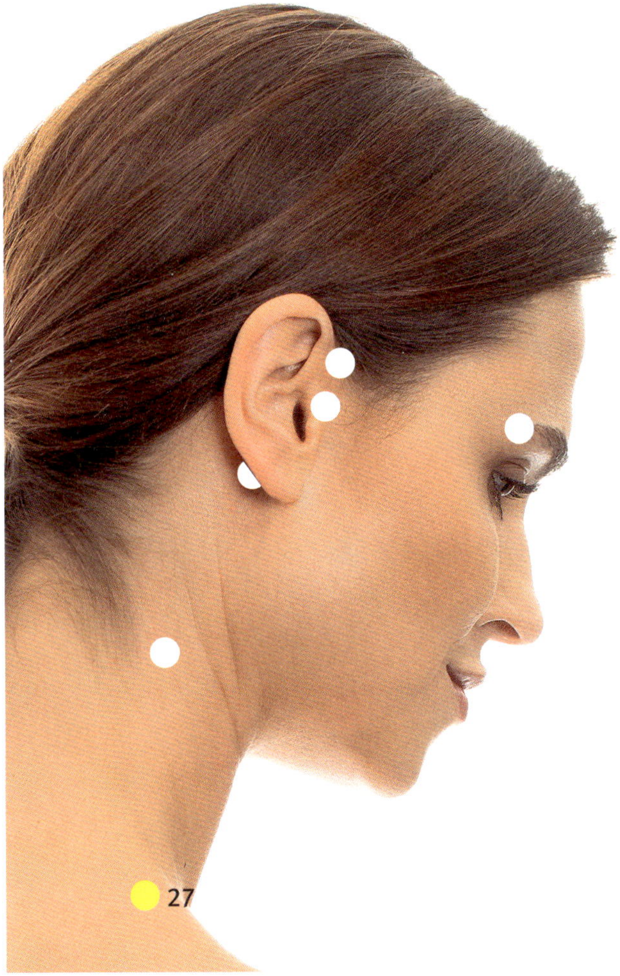
27

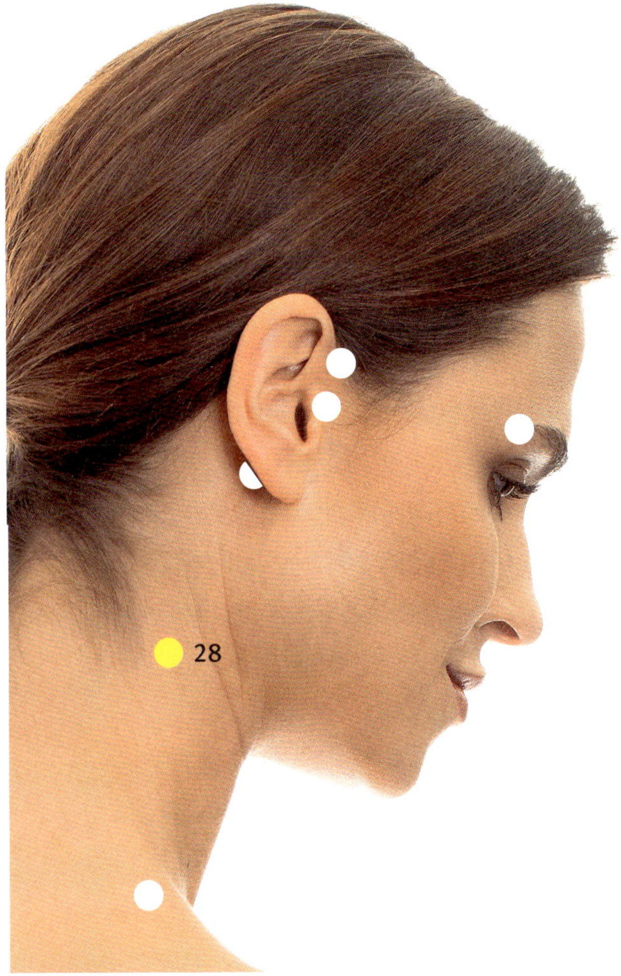
28

29. Punkt

Name: Windschirm

Meridian: Dreifach-Erwärmer-Meridian (3E 17)

Lage: hinter dem Ohrläppchen, am unteren Ohransatz

Indikationen: Mittelohrentzündung, Ohrensausen, Ohrfurunkel, Schwindel, Oberkieferneuralgien, Schwerhörigkeit, Konzentrationsstörungen, psychosomatische Kopfschmerzen, Nasennebenhöhlenentzündungen, Neuralgien im Nackenbereich

Besonderheit: Verbindung zum Blasen- und Gallenblasenmeridian

Technik: Kneifen, 60 Sekunden

30. Punkt

Name: Tor des Ohres

Meridian: Dreifach-Erwärmer-Meridian (3E 21)

Lage: bei geöffnetem Mund, am äußeren Rand in der Vertiefung vor der Ohrmuschelwurzel

Indikationen: geistige Erschöpfung, Burnout, Konzentrationsmangel, Arthritis des Kiefergelenkes, nervöse Zuckungen der Gesichtsmuskulatur (Tic convulsif), Migräne, Ohrensausen, Wetterfühligkeit, Gedankenträgheit

Besonderheit: Verbindung zum Gallenblasen- und Dünndarmmeridian. Bei allen Migränereformen hat sich der 30. Punkt gut bewährt.

Technik: Kneten oder Punktieren, 30 Sekunden

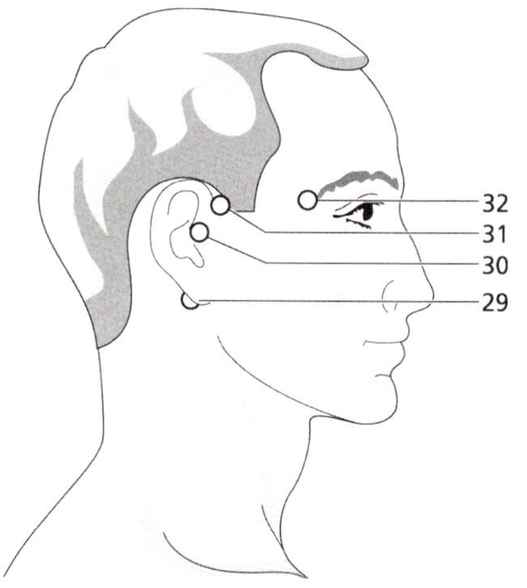

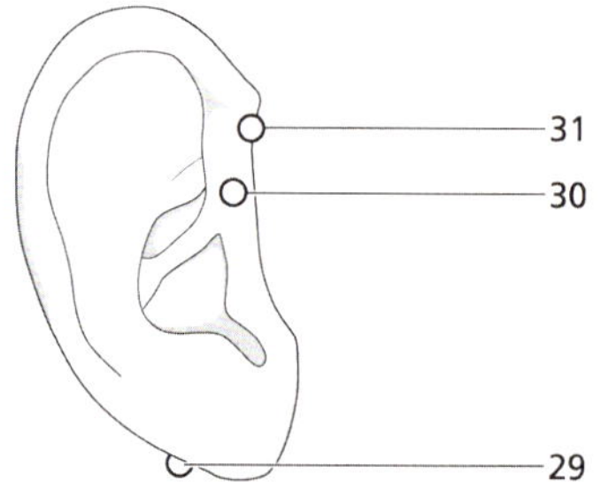

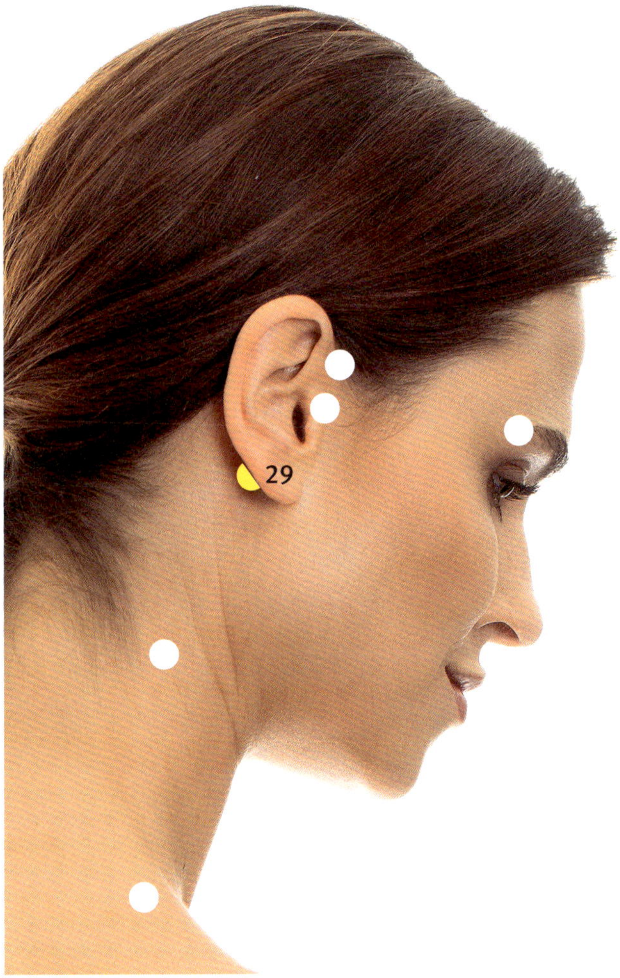
29

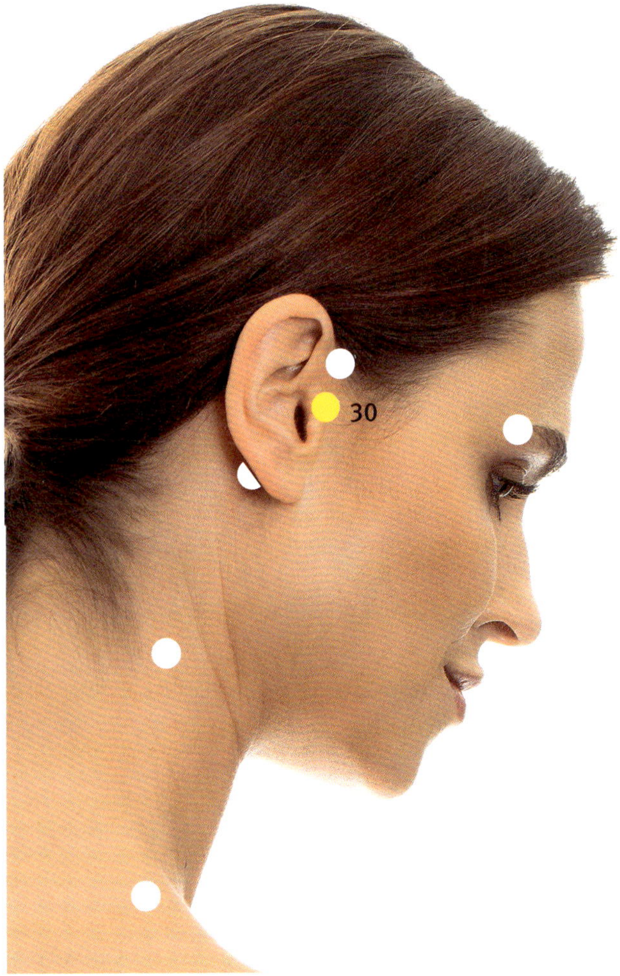
30

31. Punkt

Name: Speicher der Harmonie

Meridian: Dreifach-Erwärmer-Meridian (3E 22)

Lage: vor dem oberen Ohrmuschelansatz

Indikationen: Zahnschmerzen, Ängste, Verstimmungen, Ohnmacht, Schnupfen, geistige Erschöpfung, Müdigkeit, Stirn- und Schläfenkopfschmerzen, Phobien

Besonderheit: Verbindung zum Dünndarm- und Gallenblasenmeridian

Technik: Kneten oder Punktieren, bis zu 20-mal, kann zusätzlich zu Punkt 32 bewegt werden.

32. Punkt

Name: Das Bambus-Saitenspiel

Meridian: Dreifach-Erwärmer-Meridian (3E 23)

Lage: am Ende der Augenbraue, in Richtung Ohr

Indikationen: Nasennebenhöhlenentzündung, Gehirnerschütterung, Gesichtsneuralgien, Augenentzündungen, Augenerkrankung (Glaukom), Kopfschmerzen aller Art, Haarausfall, Schnupfen

Besonderheit: Verbindung zum Dünndarm- und Gallenblasenmeridian

Technik: Kneten oder Punktieren, 30 Sekunden, kann zusätzlich zum 31. Punkt bewegt werden.

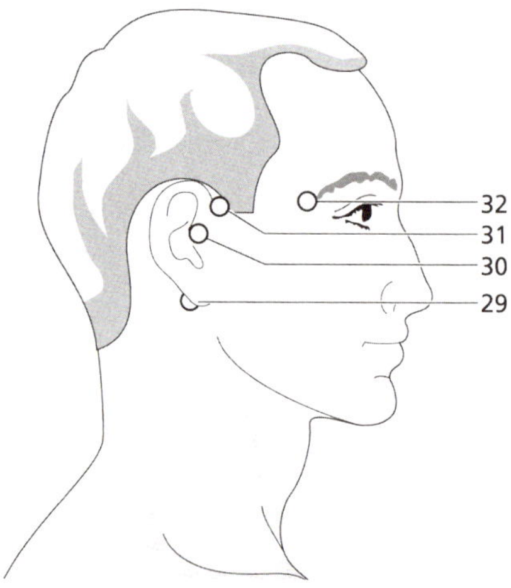

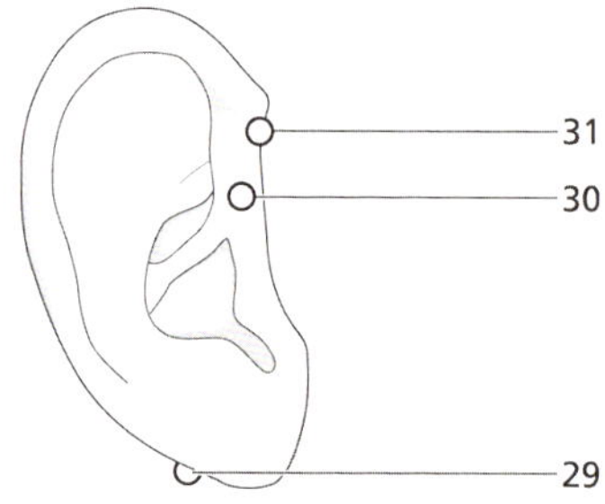

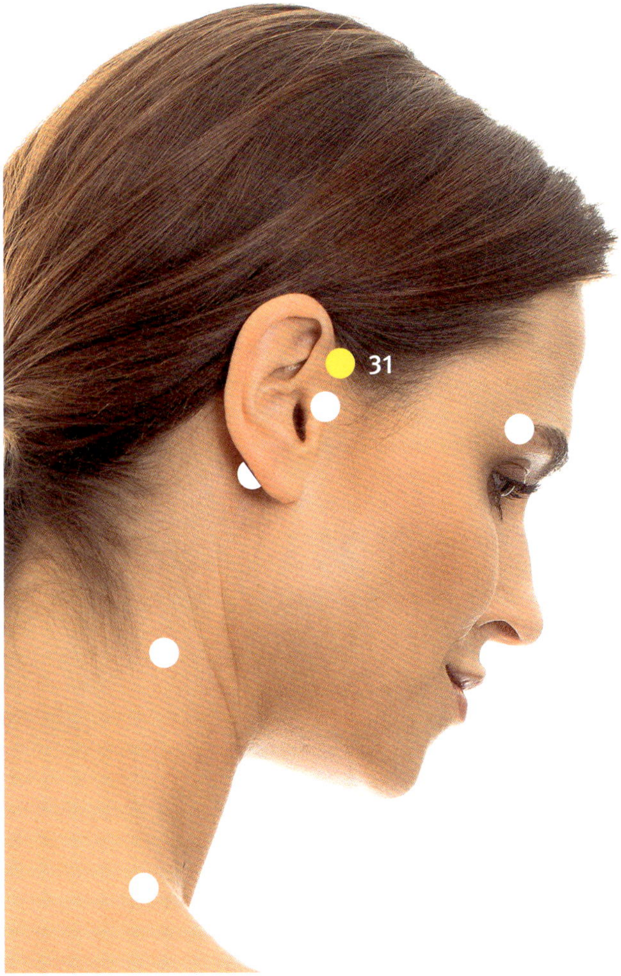
31

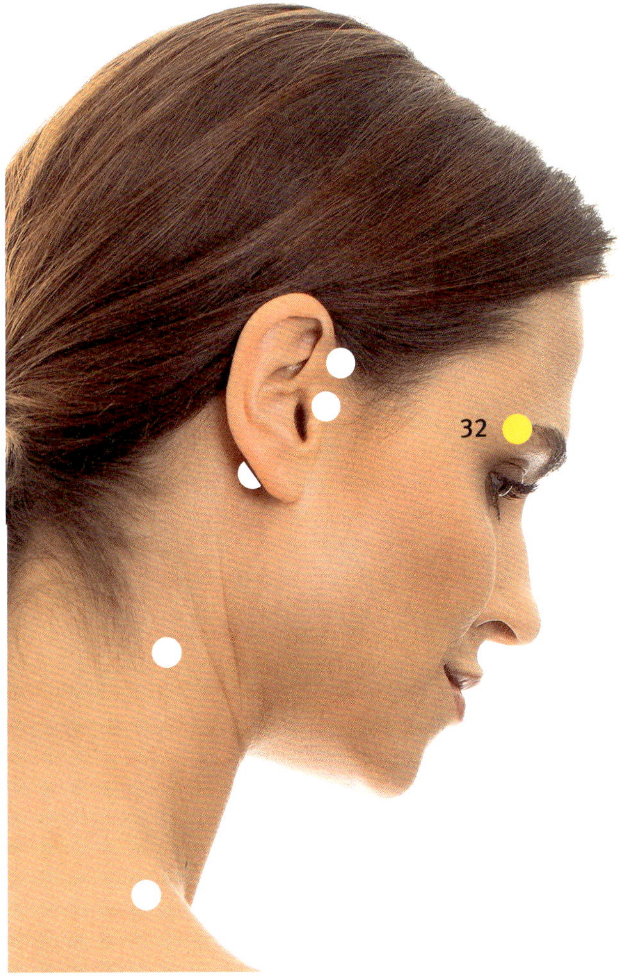
32

33. Punkt

Name: Äußerstes Yang

Meridian: Dickdarmmeridian (Di 1)

Lage: neben dem inneren Nagelbettwinkel des Zeigefingers

Indikationen: Augenerkrankungen, Mundschleimhautentzündung (Stomatitis), Kopfschmerzen, Stauungen des kleinen Kreislaufs, Schulterschmerzen, jede Form von Atemstörung, vorbeugend bei Blinddarmentzündung, Unterbauchschmerzen, Fieber, Verstopfung, Übelkeit, Brechreiz, stinkender Stuhl, Mattheit, Akne, Zahn- und Kopfschmerzen

Besonderheit: steht in Verbindung mit dem 19. Punkt, der auf dem Lungenmeridian liegt (Lu 11)

Technik: leicht punktieren und massieren, bis zu 60 Sekunden

Element: Metall

34. Punkt

Name: Talbegegnung

Meridian: Dickdarmmeridian (Di 4)

Lage: am Handrücken zwischen dem ersten und zweiten Mittelhandknochen, legt man Daumen und Zeigefinger zusammen, liegt der Punkt auf der höchsten Stelle des Muskelwulstes

Indikationen: Periodisches Fieber, Schlaflosigkeit, Unruhe, Heiserkeit, große Schwäche, Präleukämie, unregelmäßige Atmung, Heuschnupfen, Durchfall, Verstopfung, Ekzeme, Hautausschlag, Akne, trockene Schleimhäute im Hals-, Nasen- und Ohrenbereich, Bindehautentzündung, Vaginalausfluss, Kopfschmerzen, Nervosität, Lähmung des Gesichtsnervs, Lymphdrüsenschwellung, Augendruckkrankheit (Glaukom), große Schwäche, geschwollene, schmerzhafte Kehle, Allergien

Besonderheit: Quellpunkt, der mit dem Schleusenpunkt des Lungenmeridians verbunden ist. Bei schwacher Energie im Lungenmeridian beide Punkte behandeln: Punkt 34 (Quellpunkt des Dickdarmmeridians) und Punkt 21 (Schleusenpunkt des Lungenmeridians), Superpunkt!

Technik: Kneifen, 5- bis 10-mal, oder 30 Sekunden kneten

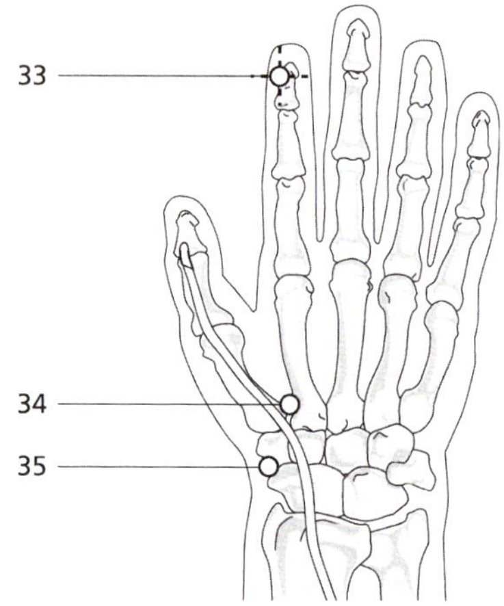

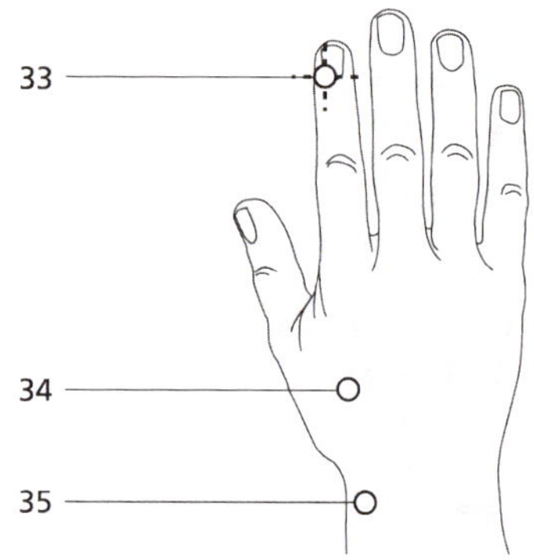

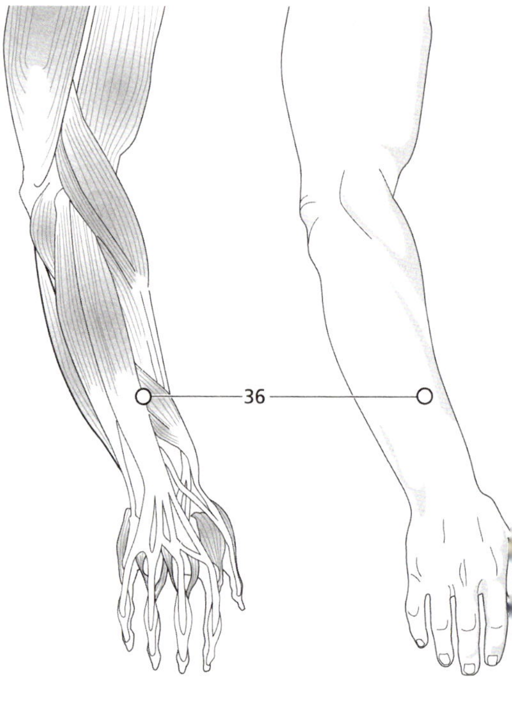

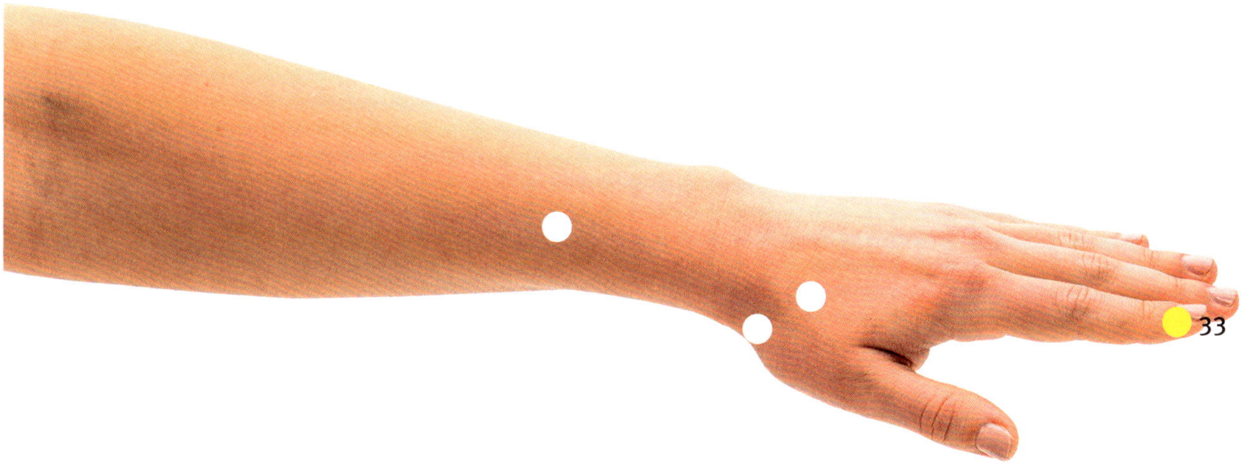
33

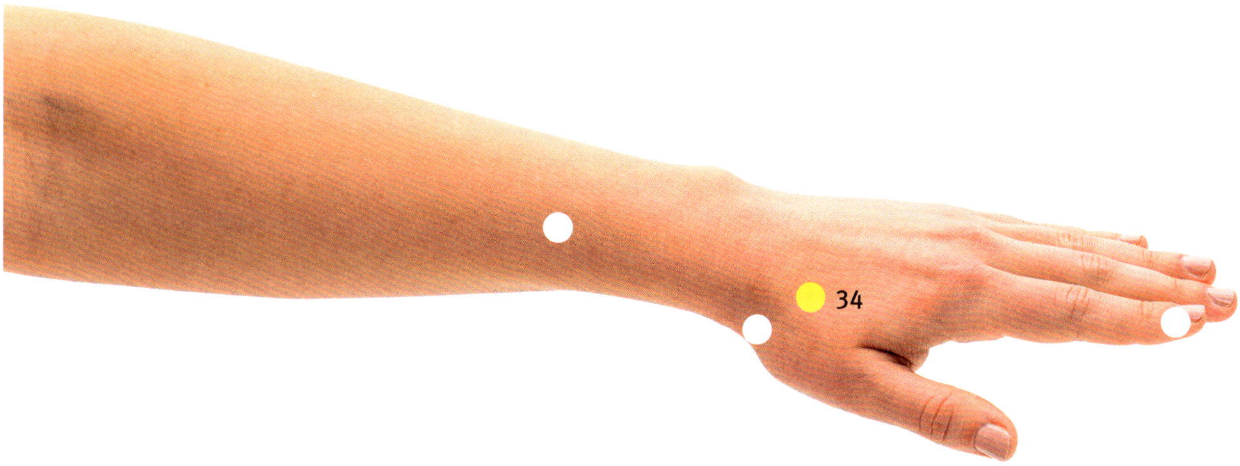
34

35. Punkt

Name: Yang-Bach

Meridian: Dickdarmmeridian (Di 5)

Lage: liegt in der »Tabatière« – die kleine Mulde, die sich bei abgespreiztem Daumen von der Innenseite des Handgelenks aus bildet.

Indikationen: Zahnschmerzen, Handgelenksschmerzen, Windkrankheiten, Durchblutungsstörungen, Atemstörungen, Herzklopfen, Lähmungen in den Armen

Technik: besonders vorsichtig kneifen, 4- bis 8-mal

Element: Feuer

36. Punkt

Name: Seitlicher Durchgang

Meridian: Dickdarmmeridian (Di 6)

Lage: bei Ineinander-Kreuzen der Daumen zeigt der Mittelfinger genau auf den Punkt

Indikationen: Schlaflosigkeit, Augenbrennen, Ohrensausen, Ohrenschmerzen, kalte Arme und Hände, Blähungen, Nervosität, krankhafte Hautveränderungen in Form von Flecken oder Knötchen, Wechsel von Verstopfung und Durchfall

Besonderheit: Schleusenpunkt, der in Verbindung zum Quellpunkt des Lungenmeridians steht. Bei schwacher Energie im Dickdarmmeridian beide Punkte behandeln: Punkt 36 (Schleusenpunkt des Dickdarmmeridians) und Punkt 20 (Quellpunkt des Lungenmeridians)

Technik: Kneifen, bis zu 20-mal

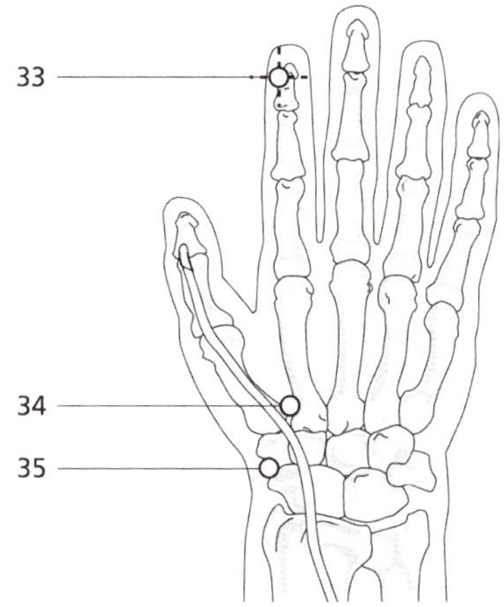

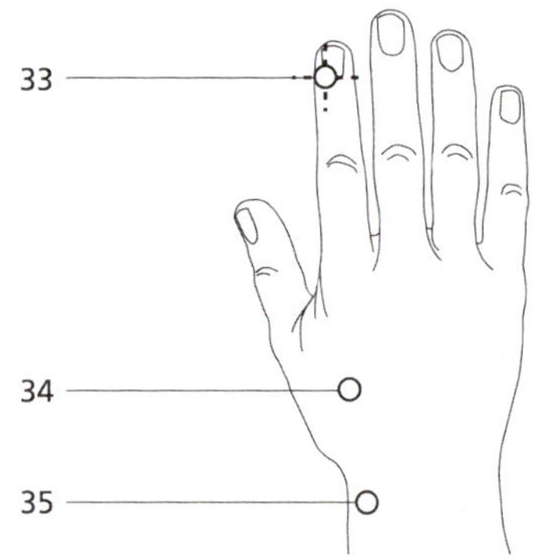

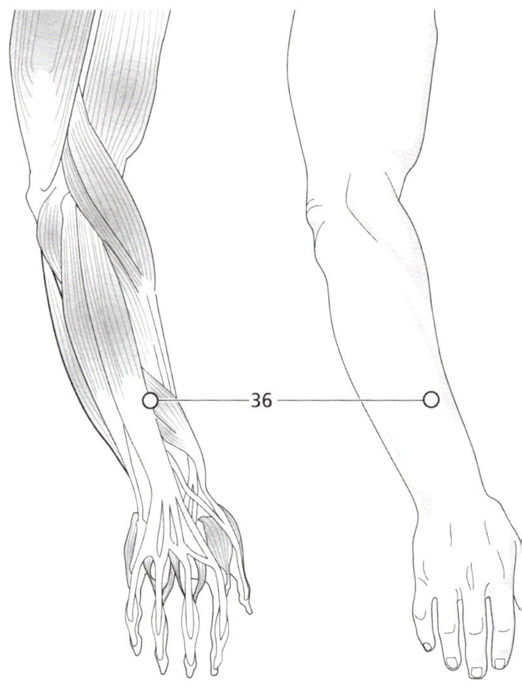

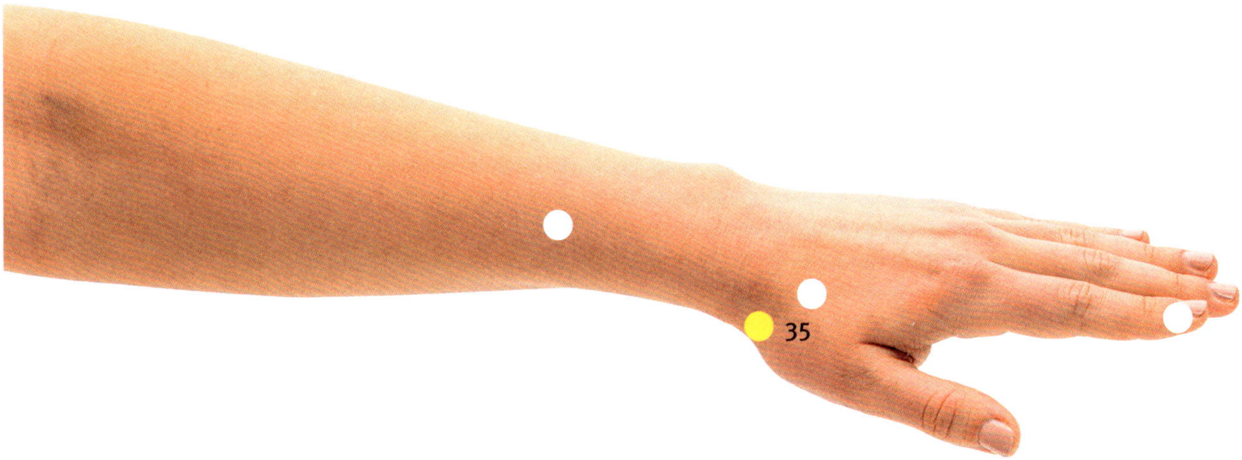
35

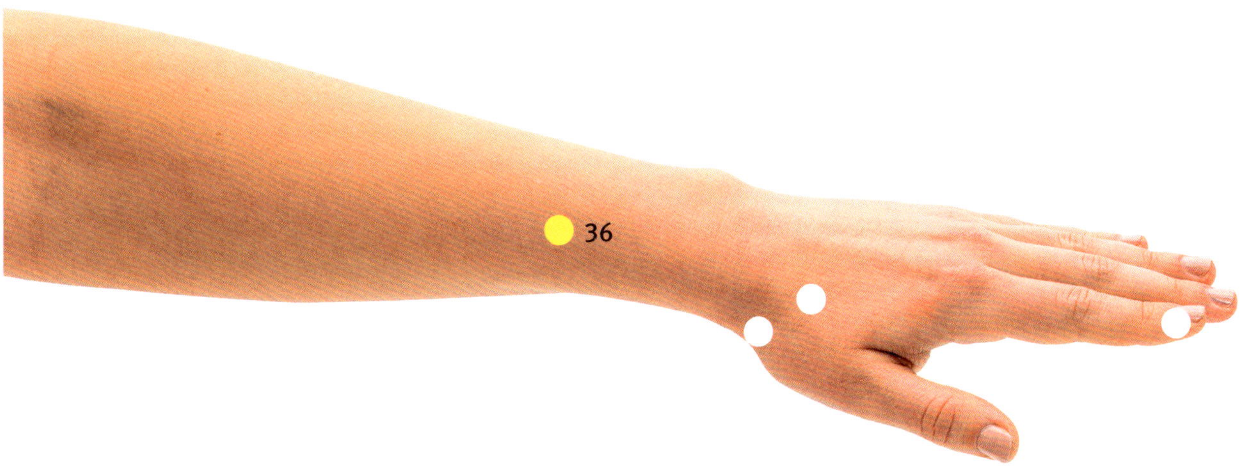
36

37. Punkt

Name: Freude des Lebens

Meridian: Herzmeridian (He 3)

Lage: bei angewinkeltem Arm auf der Innenseite des Armes, am Ende der Ellenbogenfalte

Indikationen: Prüfungsangst, neurotische Krisen, Antriebsschwäche, Mattheit, Bronchitis, Phobien, Herzrhythmusstörungen, Schreckhaftigkeit, Schwindel, Mangeldurchblutung des Herzens, periodische Trunksucht, psychosomatische Beschwerden, Herpes zoster, Liebeskummer

Besonderheit: Wie der Name sagt, hebt der Punkt die Stimmung!

Technik: Punktieren, 60 Sekunden

Element: Wasser

38. Punkt

Name: Straße nach Innen

Meridian: Herzmeridian (He 5)

Lage: auf der Innenseite des Unterarmes, 1 Cun proximal der Handgelenksquerfalte

Indikationen: Erschöpfung, Phobien (Ängste) Überempfindlichkeit der Augen, nervöses Herz, Schwindelanfälle, Lähmungen von Armen und Beinen, Hautrötungen, schlechte Laune, Kopfschmerzen, Überbelastung der Sehnen, Stimmungswechsel

Besonderheit: Schleusenpunkt, der mit dem Quellpunkt des Dünndarmmeridians in Verbindung steht. Bei schwacher Energie im Herzmeridian beide Punkte behandeln: Punkt 38 (Schleusenpunkt des Herzmeridians) und Punkt 45 (Quellpunkt des Dünndarmmeridians)

Technik: Greifen, bis zu 60 Sekunden

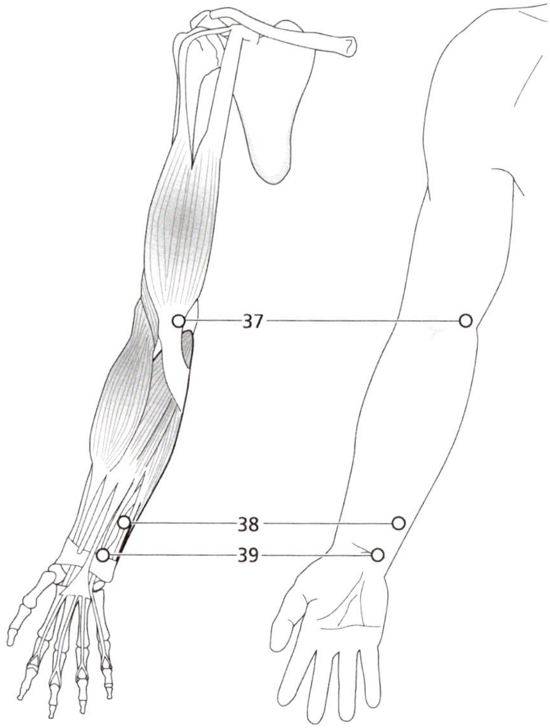

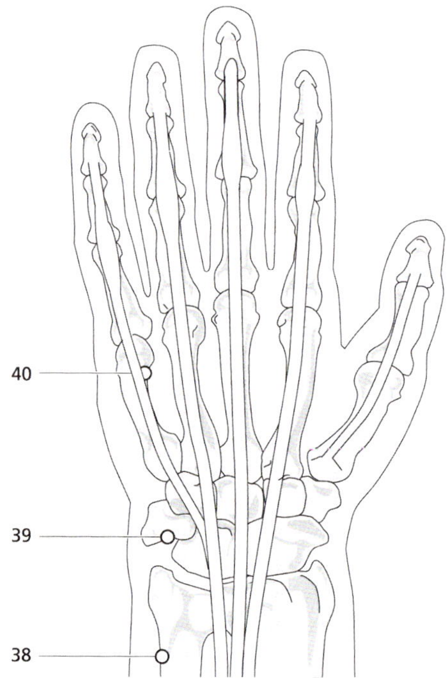

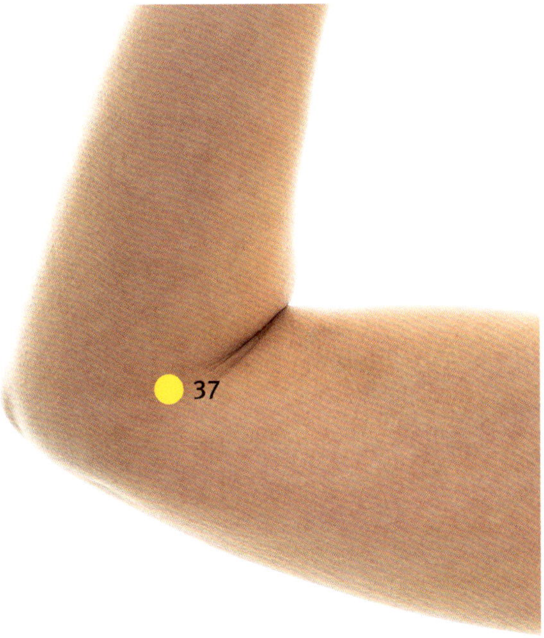
37

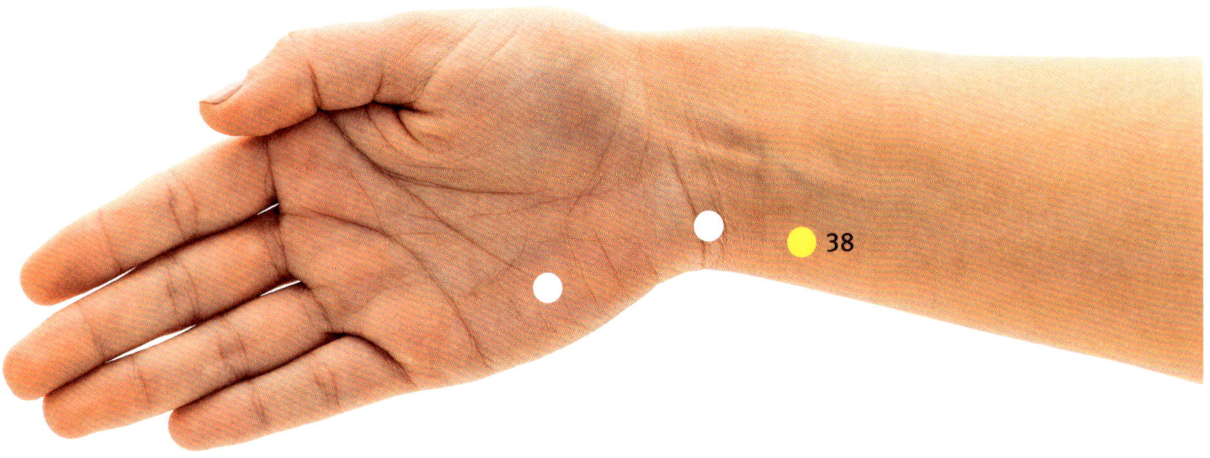
38

39. Punkt

Name: Göttliches Tor

Meridian: Herzmeridian (He 7)

Lage: auf der Innenseite der Handgelenksquerfalte, auf der gedachten Linie zwischen Ringfinger und kleinem Finger

Indikationen: Nervosität, Neurosen, Hypersensibilität, Durchfall, schmerzhafte Blähungen, mangelnde Schilddrüsenfunktion, schlechte Laune, zu hoher und zu niedriger Blutdruck, Durchblutungsstörungen der Hände, Schlaflosigkeit

Besonderheit: Quellpunkt, der mit dem Schleusenpunkt des Dünndarmmeridians in Verbindung steht. Bei schwacher Energie im Dünndarmmeridian beide Punkte behandeln: Punkt 39 (Quellpunkt des Herzmeridians) und Punkt 47 (Schleusenpunkt des Dünndarmmeridians)

Technik: Vereinigen, 5- bis 15-mal

Element: Erde

40. Punkt

Name: Kleiner Hof

Meridian: Herzmeridian (He 8)

Lage: zwischen dem 4. und 5. Mittelhandknochen, auf der Querlinie der Innenhand, macht man eine Faust, trifft die Spitze des kleinen Fingers auf den Punkt

Indikationen: Melancholie, Verstimmungen, Halsentzündungen, Unruhe, Windeinwirkungen, Atemstörung, Angst, nächtliches Aufschrecken der Kinder, Herzneurose

Technik: Punktieren, bis zu 30-mal

Element: Feuer

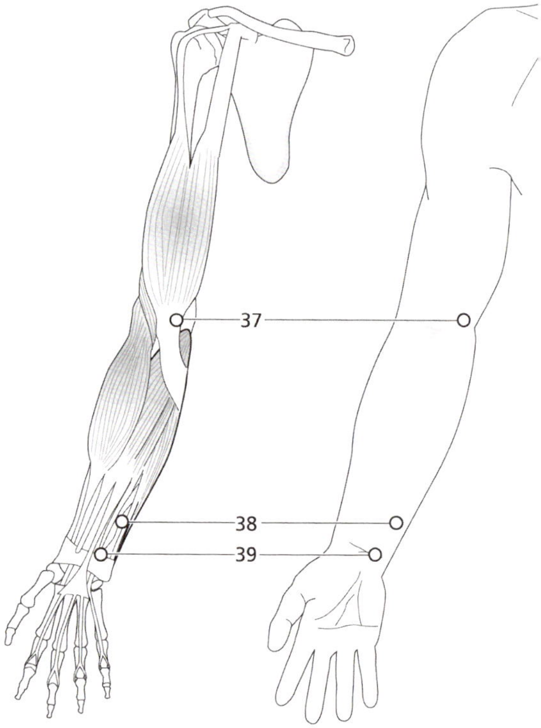

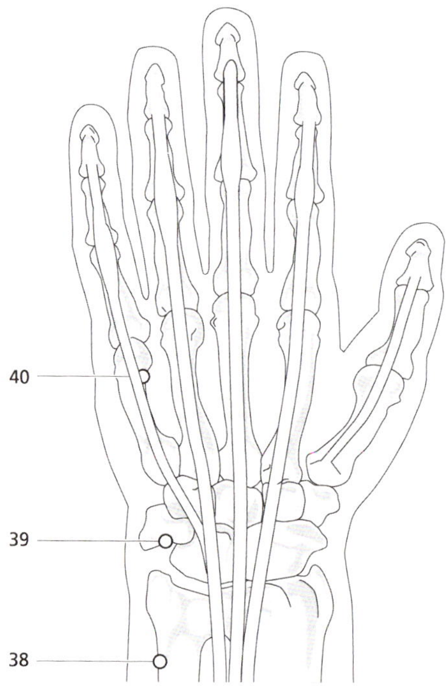

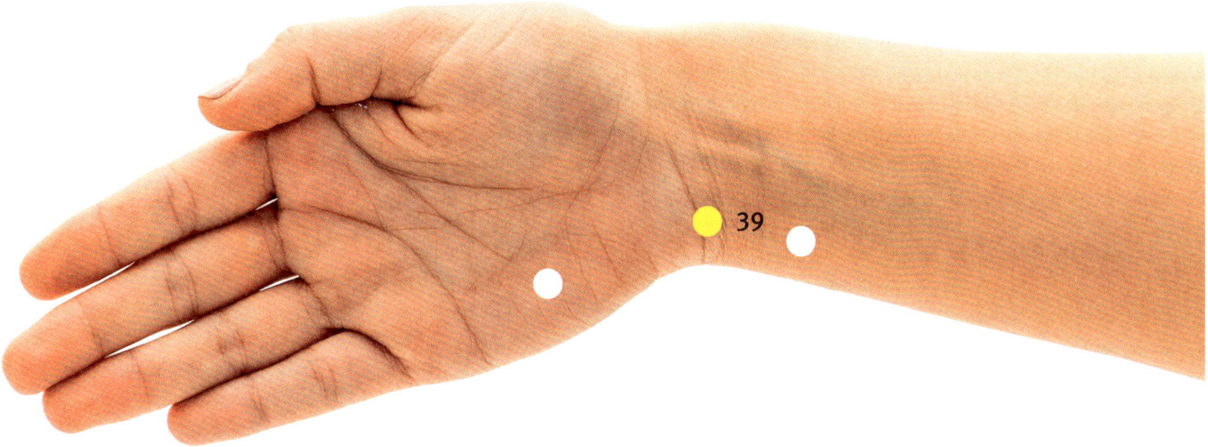
39

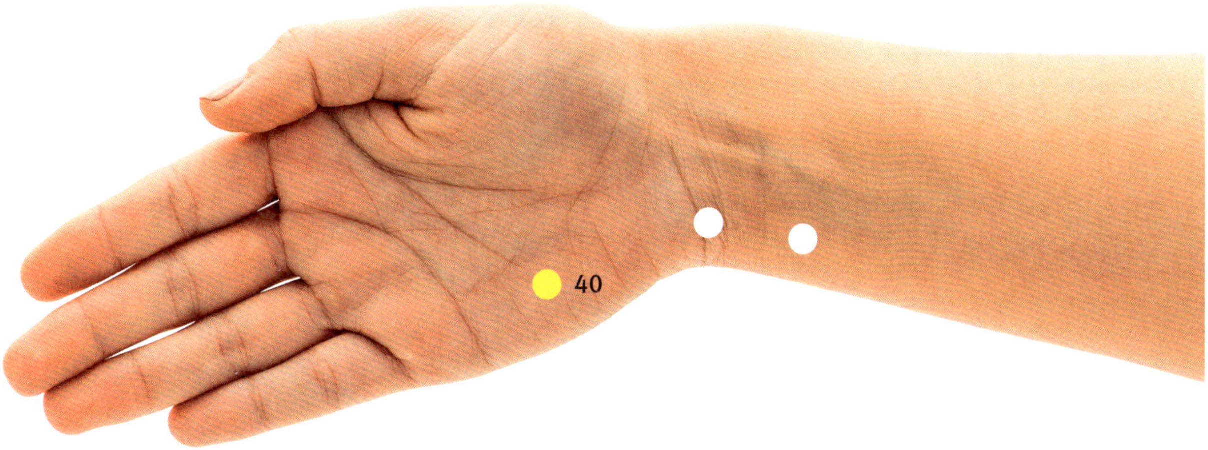
40

41. Punkt

Name: Geringer Angriffspunkt

Meridian: Herzmeridian (He 9)

Lage: auf der Innenseite des kleinen Fingers, am inneren Nagelbettwinkel

Indikationen: Schwarzwerden vor den Augen, Ohnmacht, grippale Infekte, Halsschmerzen, Schmerzen im Oberbauch, Lähmungen im Unterarm, kein Appetit, Gefühle wie in den Wechseljahren, Bläschen an den Innenseiten der Hände und Füße, Erschöpfung nach zu wenig Schlaf

Besonderheit: Verbindung zum Dünndarmmeridian (Punkt 42), dieser Punkt hat einen kräftigenden Einfluss auf den Herzmeridian

Technik: Schieben, 30 Sekunden

Element: Holz

42. Punkt

Name: Kleiner Teich

Meridian: Dünndarmmeridian (Dü 1)

Lage: am äußeren Nagelbett des kleinen Fingers

Indikationen: Bronchitis, Bindehautentzündung, Windpocken, Herzrasen, Kopfschmerzen, Halsentzündungen, Herzbeschwerden, mangelnde Schilddrüsenfunktion, Beschwerden in Hals- und Nackenbereich

Besonderheit: steht in Verbindung mit dem 41. Punkt, der auf dem Herzmeridian liegt (He 9)

Technik: Punktieren oder kneifen, 5- bis 7-mal

Element: Metall

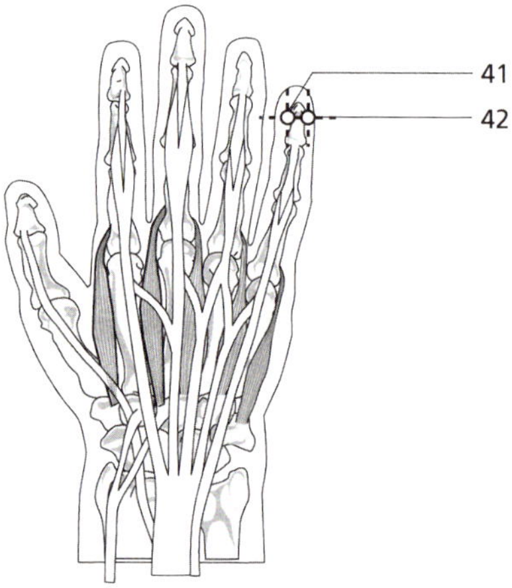

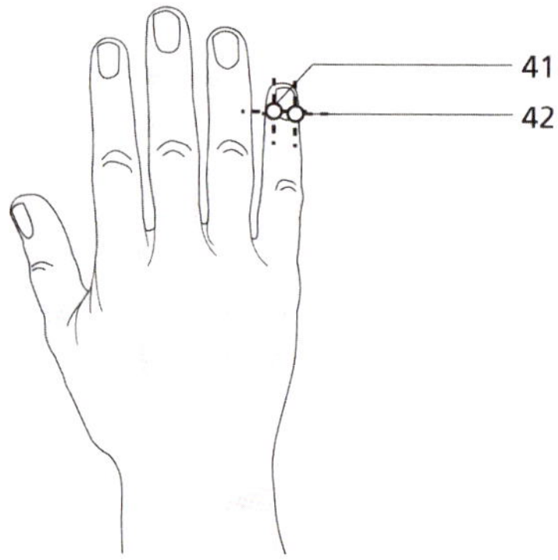

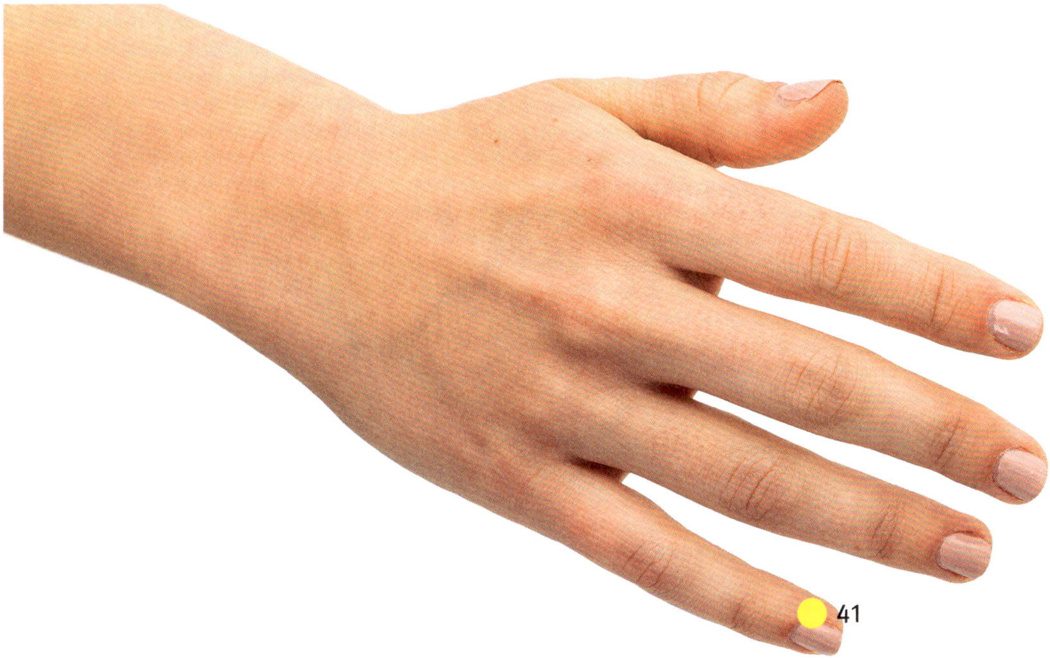
41

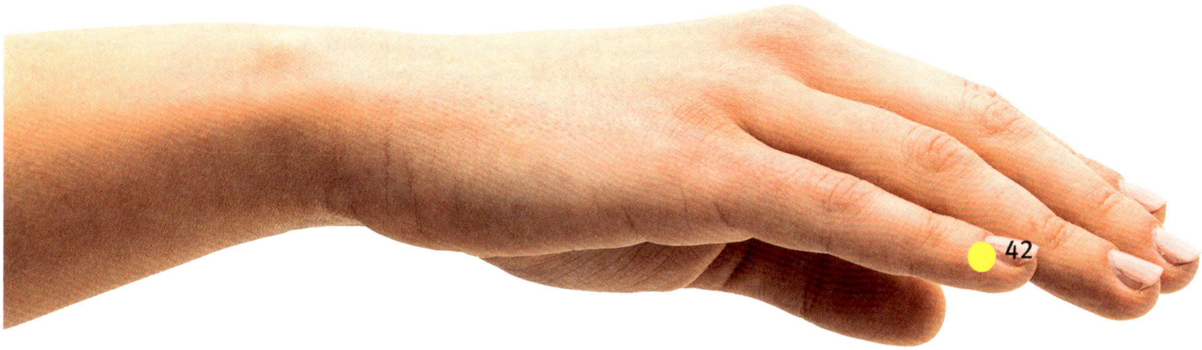
42

43. Punkt

Name: Vorderes Tal

Meridian: Dünndarmmeridian (Dü 2)

Lage: an der Außenseite des kleinen Fingers, am Fingergrundgelenk, am Ende der Beugefalte

Indikationen: Ohrensausen, unspezifische Entzündungen, grippale Infekte, Kurzsichtigkeit, Schmerzen in den Fingergelenken

Technik: Schieben, bis zu 30 Sekunden, kann zusätzlich zu den Punkten 41 bis 45 bewegt werden.

Element: Wasser

44. Punkt

Name: Hinterer Bach

Meridian: Dünndarmmeridian (Dü 3)

Lage: an der Außenseite der Hand, bei geschlossener Faust am äußeren Ende der Beugefalte

Indikationen: Ohrensausen, Erregtheit, Unruhe, Reizblase, Stimmungsschwankungen, Neurosen, Gehirnerschütterung, Beschwerden an den Halswirbeln, Hexenschuss, Schwerhörigkeit, mangelnde Funktion der Geschlechtsorgane, Hirnhautentzündung, Halsentzündung, Blasenentzündung, Verdauungsstörungen der Säuglinge

Besonderheit: stärkt das Yang, sollte dennoch sparsam eingesetzt werden, Stärkung des Dünndarmmeridians

Technik: Schieben, bis zu 25-mal

Element: Holz

45. Punkt

Name: Handwurzel-Öffnung

Meridian: Dünndarmmeridian (Dü 4)

Lage: an der Handaußenseite, am Ende des Handwurzelknochens

Indikationen: kein Appetit, jegliche Form von Atemstörung, Brechreiz, Ellenbogen- und Handgelenksschmerzen, Tränenfluss, Bindehautentzündung, attackenweise auftretende Schmerzanfälle

Besonderheit: Quellpunkt, der mit dem Schleusenpunkt des Herzmeridians in Verbindung steht. Bei schwacher Energie im Herzmeridian, beide Punkte behandeln: Punkt 45 (Quellpunkt des Dünndarmmeridians) und Punkt 38 (Schleusenpunkt des Herzmeridians)

Technik: Schieben, 7- bis 15-mal, bei gleichzeitiger Behandlung der Punkte 41 bis 45: bewegen bis zu 3 Minuten

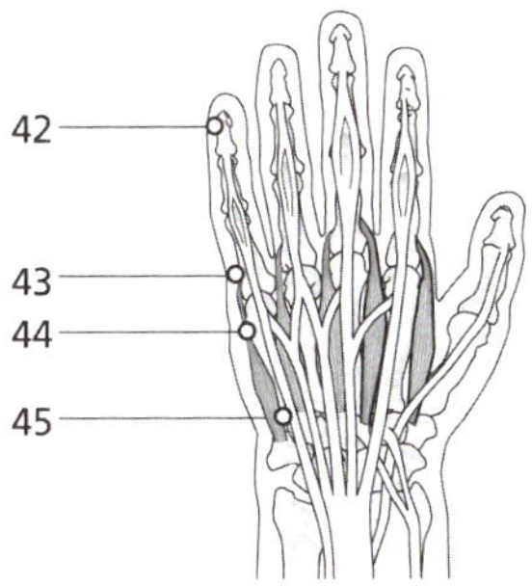
42
43
44
45

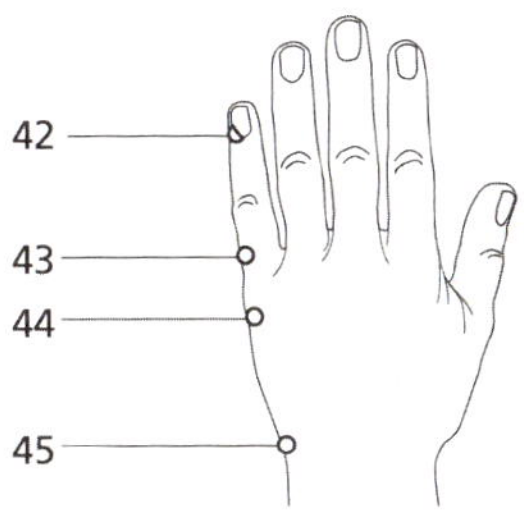
42
43
44
45

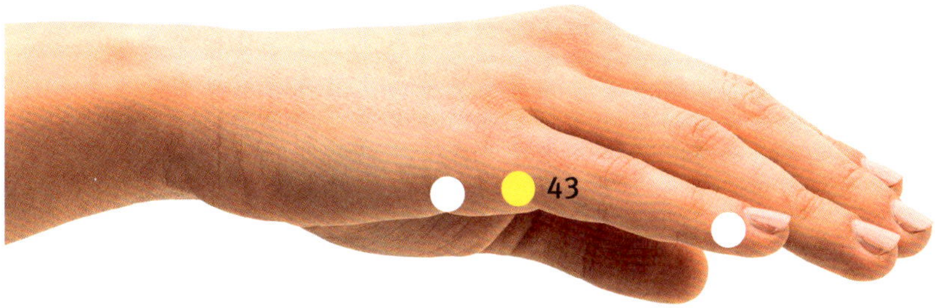
43

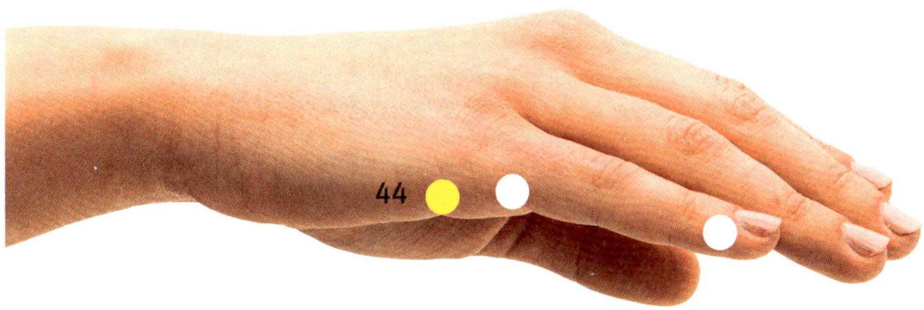
44

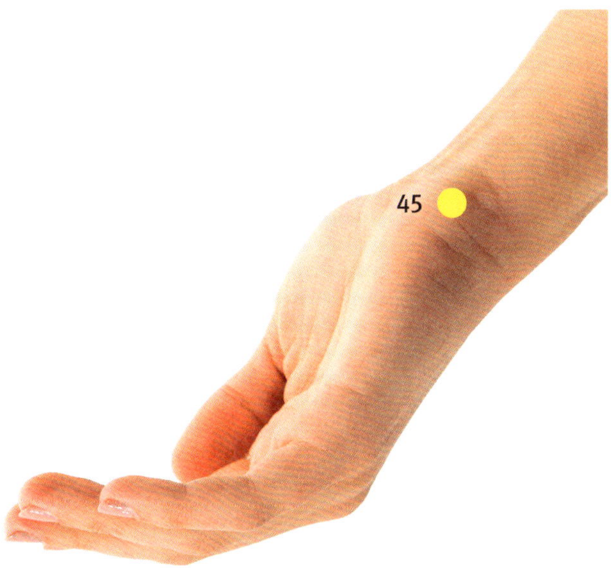
45

46. Punkt

Name: Alterspflege

Meridian: Dünndarmmeridian (Dü 6)

Lage: an der Außenseite des Armes, 2 Cun oberhalb der Handgelenksquerfalte

Indikationen: Empfindlichkeit der Augen und Ohren (auch altersbedingt), Bauchschmerzen, die in Rücken und Lenden ausstrahlen, Handgelenksschmerzen

Besonderheit: stärkt das Yang

Technik: Kneifen, bis zu 30 Sekunden

47. Punkt

Name: Aufrechter Stützpfahl

Meridian: Dünndarmmeridian (Dü 7)

Lage: 7,5 Cun von der Handgelenksquerfalte entfernt, auf der Armaußenseite

Indikationen: Bauchschmerzen, Druckschmerz auf dem Magen, bei Abfall der vitalen Lebensenergie Qi, Kurzsichtigkeit, Durchfall, Erschöpfungszustände, häufige Blasenentleerung, Schmerzen oder Beschwerden in den Schultern und Armen

Besonderheit: Schleusenpunkt, der in Verbindung zum Quellpunkt des Herzmeridians steht. Bei schwacher Energie im Dünndarmmeridian beide Punkte behandeln: Punkt 47 (Schleusenpunkt des Dünndarmmeridians) und Punkt 39 (Quellpunkt des Herzmeridians)

Besonderheit: beruhigt den Dünndarmmeridian

Technik: Kneifen, 60 Sekunden

Element: Erde

48. Punkt

Name: Kleines Meer

Meridian: Dünndarmmeridian (Dü 8)

Lage: auf dem Ellenbogenknochen in Richtung Rumpf (proximal)

Indikationen: Durchfall, Halsentzündung, Schmerzen im Arm, Blähbauch, Hörschwäche, nervöses Herz, Magengeschwür, Arthritis (Gelenkkopfentzündung), Darmentzündung, verminderte Harnausscheidung

Besonderheit: beruhigt den Dünndarmmeridian

Technik: Kneifen, 60 Sekunden

Element: Erde

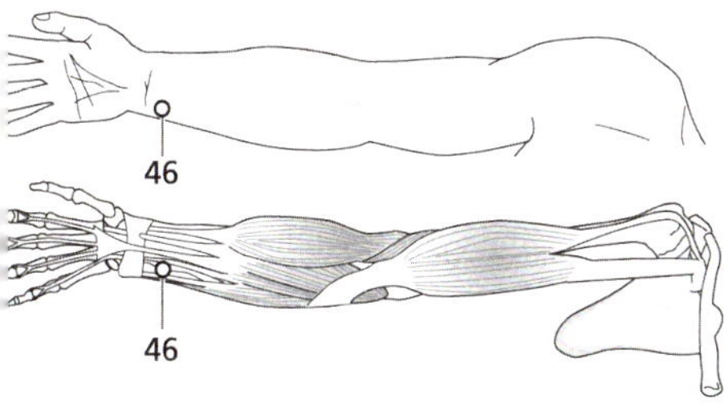
46
46

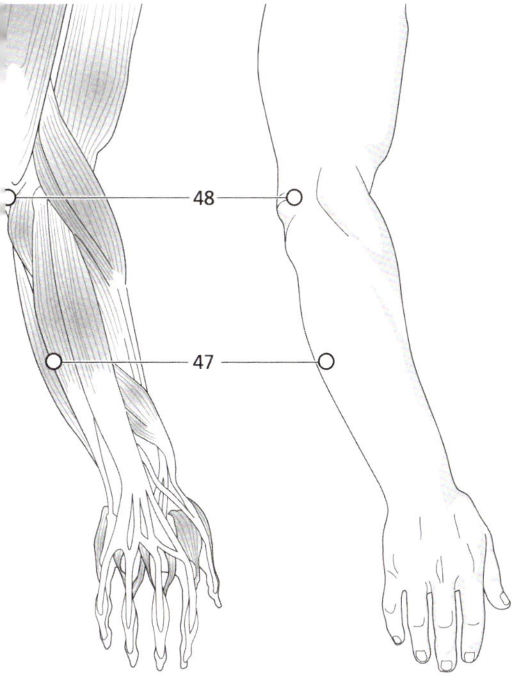
48
47

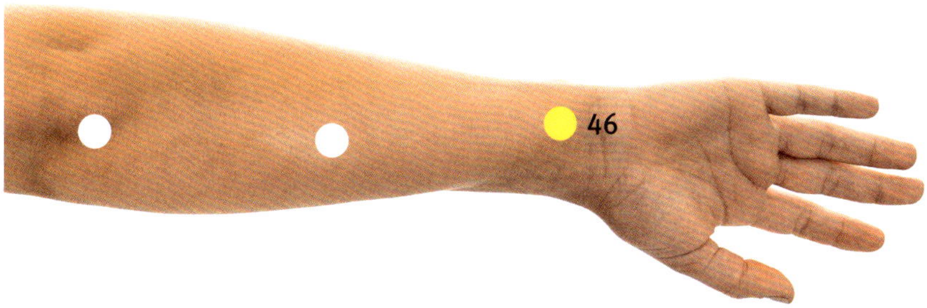
46

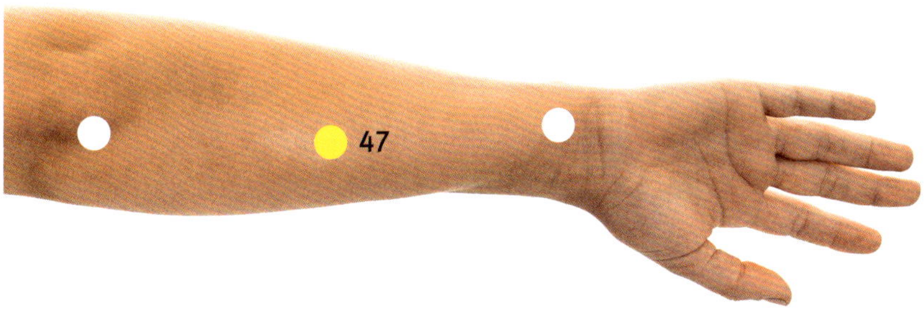
47

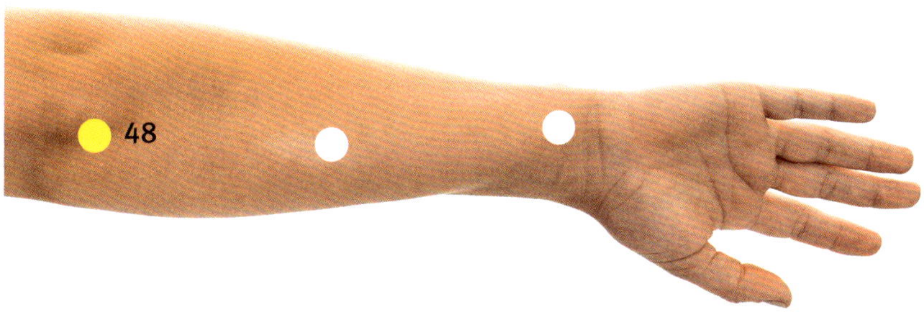
48

49. Punkt

Name: Backenknochen-Grube

Meridian: Dünndarmmeridian (Dü 18)

Lage: im Gesicht, am Unterrand des Jochbeins, senkrecht unter dem äußeren Augenwinkel

Indikationen: Entzündung der Nasennebenhöhlen, Gesichts-Ekzeme, Neurodermitis, Augentick, Oberkieferschmerzen, Augenmüdigkeit, Schmerzzone, Gesichtsnervenschmerzen, Ohrensausen, Augendruckkrankheit

Besonderheit: Verbindung zum Blasen- und Gallenblasenmeridian sowie zum Dreifach-Erwärmer-Meridian. Der Punkt wird gern bei Legasthenie angewendet.

Technik: sehr sanft kneten, bis 25-mal

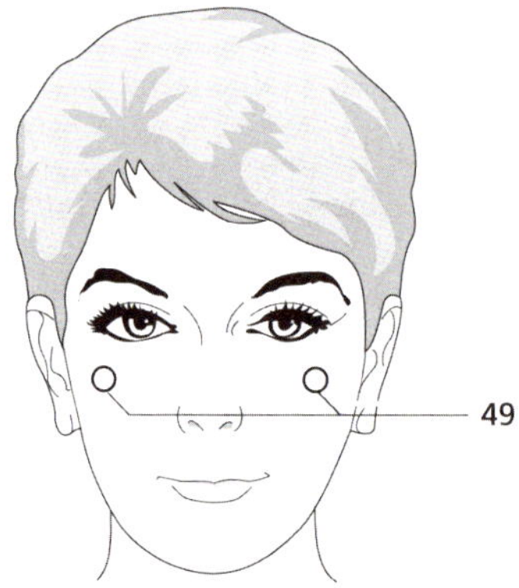

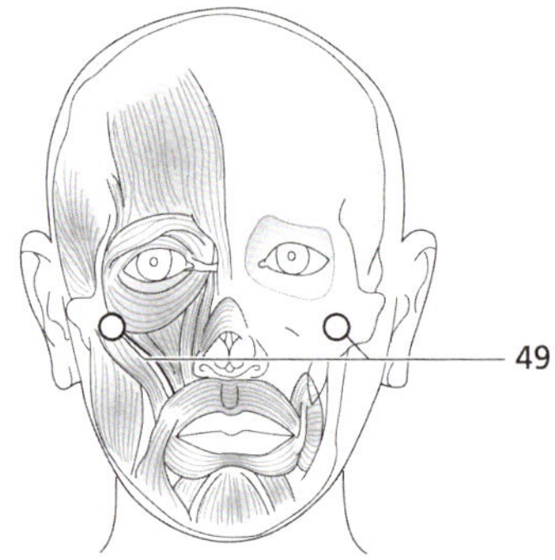

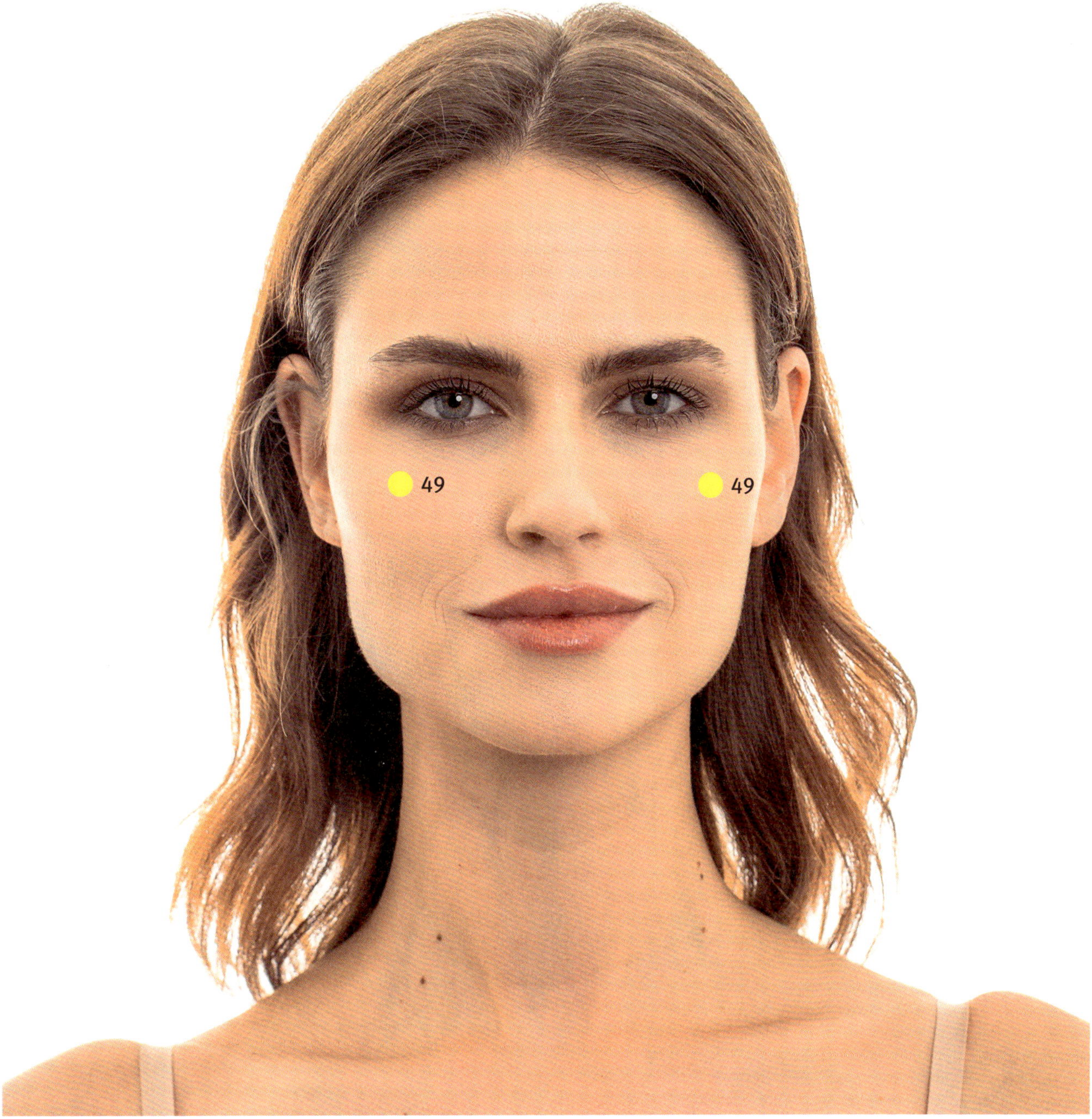
49
49

50. Punkt

Name: Innere Grenze

Meridian: Kreislaufmeridian (Ks 6)

Lage: 2 Cun oberhalb der Handgelenksbeugefalte, zwischen den Sehnen auf der Innenseite des Unterarms

Indikationen: Vergesslichkeit, Schlaflosigkeit, Schwäche, nächtliches Erschrecken der Kinder, Krämpfe in Armen und Beinen, Bronchitis, Schwindel, Übelkeit, Augenschwäche, Hautjucken, niedriger Blutdruck, Lenden- und Leistenschmerzen, Durchfall, Blasenschwäche, Lymphdrüsenschwellung, Psychosen, Ausbleiben der Regel, Frigidität, geschwächte Bauchspeicheldrüse, möglicherweise wirksam bei Borderline-Syndrom

Besonderheit: Schleusenpunkt, der in Verbindung zum Quellpunkt des Dreifach-Erwärmer-Meridians steht. Bei Energieschwäche im Kreislaufmeridian beide Punkte behandeln: Punkt 50 (Schleusenpunkt des Kreislaufmeridians) und Punkt 25 (Quellpunkt des Dreifach-Erwärmer-Meridians)

Besonderheit: Superpunkt für die Energieverteilung, wirkt ausgleichend!

Technik: Vereinigen, 60 Sekunden

51. Punkt

Name: Großer Hügel

Meridian: Kreislaufmeridian (Ks 7)

Lage: in der Mitte der Handgelenksbeugefalte, zwischen den Sehnen

Indikationen: Erschöpfung, Schlaflosigkeit, Bindehautentzündung, Albträume, Furunkel, Handgelenksschmerzen, Schwellungen unter den Achseln, Kopfschmerzen, Bluthochdruck, Hitzewallungen, Schnupfen, seltene Regelblutung, Störung der Schilddrüsenfunktion, übersteigerter Sexualtrieb, schwankende Stimmung, Sehnenscheidenentzündung

Besonderheit: Quellpunkt, der zum Schleusenpunkt des Dreifach-Erwärmer-Meridians in Verbindung steht. Bei schwacher Energie im Dreifach-Erwärmer-Meridian beide Punkte behandeln: Punkt 51 (Quellpunkt des Kreislaufmeridians) und Punkt 26 (Schleusenpunkt des Dreifach-Erwärmer-Meridians)

Technik: Schieben, bis zu 60 Sekunden

Element: Erde

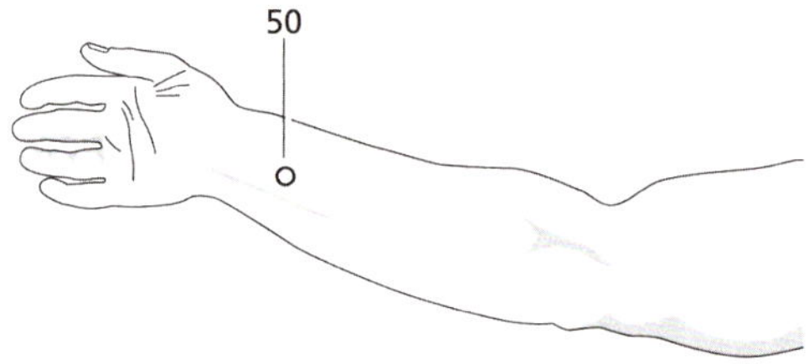

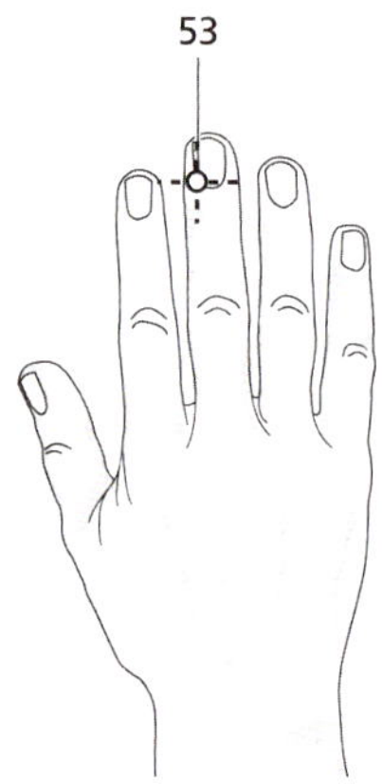

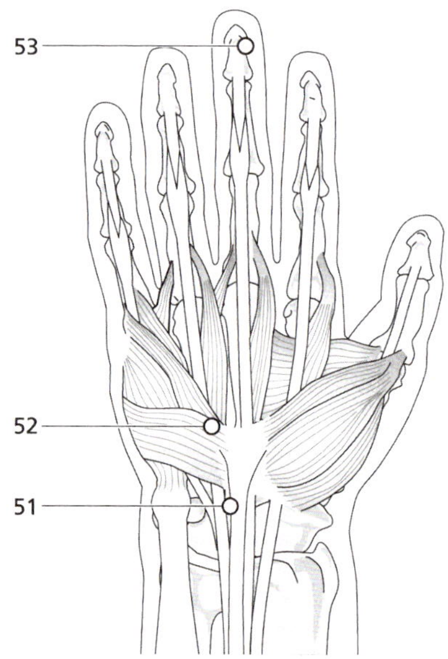

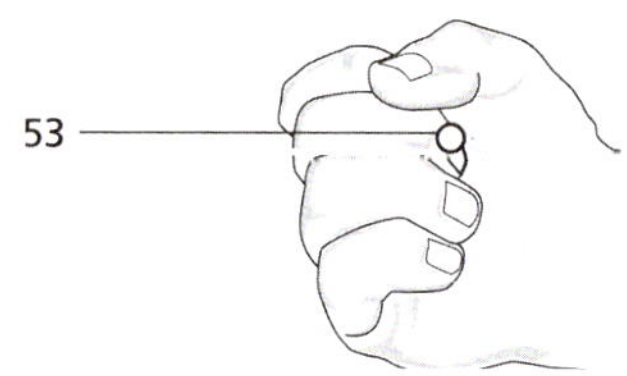

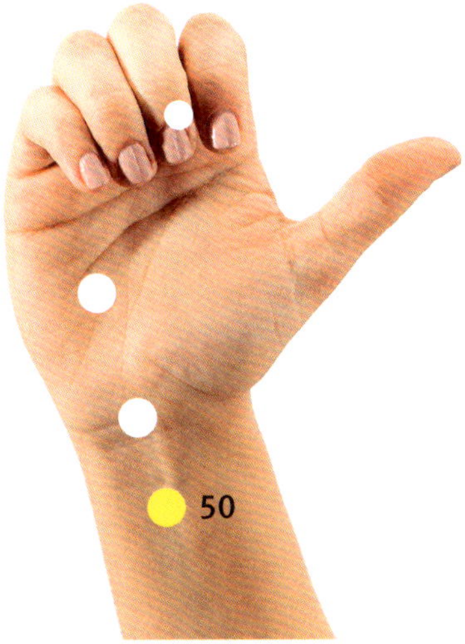

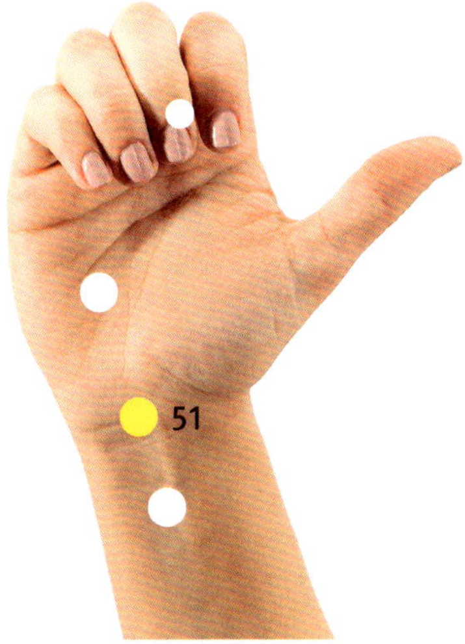

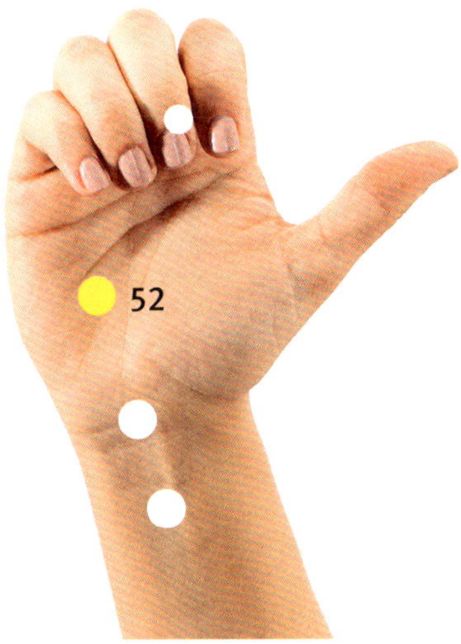

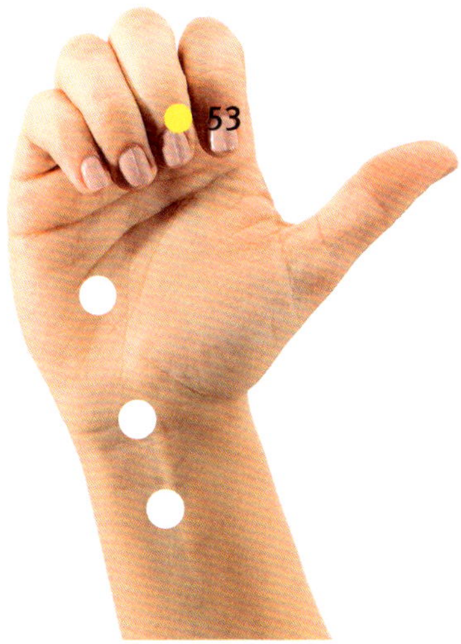

52. Punkt

Name: Palast der Mühen

Meridian: Kreislaufmeridian (Ks 8)

Lage: bei lockerem Faustschluss zwischen den Fingerkuppen des Ring- und Mittelfingers, in der Handfläche

Indikationen: Stimmungsschwankungen, Schwindel, Unruhe, Schlaflosigkeit, Ruhelosigkeit, Sehnenscheidenentzündung, Asthma, Kopfschmerzen, Wetterfühligkeit, Bluthochdruck in der Pfortader, Schmerzen im Arm, Winderkrankungen

Besonderheit: Verbindung zum Dreifach-Erwärmer-Meridian

Technik: kneten, bis zu 60 Sekunden

Element: Feuer

53. Punkt

Name: Mittlerer Angriffspunkt

Meridian: Kreislaufmeridian (Ks 9)

Lage: am inneren Nagelbettwinkel des Mittelfingers

Indikationen: Konzentrationsschwäche, Phobien, Schwindel, Hautrötung, Tinnitus (Ohrensausen), zu niedriger und zu hoher Blutdruck, Taubheitsgefühl im Arm, fehlende Schweißabsonderung, Kopfschmerzen, Impotenz

Besonderheit: steht in Verbindung zum 22. Punkt, der auf dem Dreifach-Erwärmer-Meridian liegt, stärkt den Kreislaufmeridian

Technik: Kneifen, 5- bis 10-mal

Element: Holz

54. Punkt

Name: Weichendes Yang

Meridian: Blasenmeridian (Bl 58)

Lage: direkt unter dem Wadenmuskel, 1,5 Cun von der Mitte ausgehend, am seitlichen Rand der Unterschenkelsehne

Indikationen: Depressionen, krampfartige Wadenschmerzen, die plötzlich auftreten und nach einigen Minuten wieder verschwinden, »Schaufensterkrankheit« (Durchblutungsstörungen), Kreuzschmerzen, Hexenschuss, Gehirnerschütterung, Bettnässen, Unvermögen, Harn zu halten, erhöhter Blutdruck, Erkrankungen im Kniegelenk

Besonderheit: Schleusenpunkt, der mit dem Quellpunkt des Nierenmeridians in Verbindung steht. Bei schwacher Energie im Blasenmeridian beide Punkte behandeln: Punkt 54 (Schleusenpunkt des Blasenmeridians) und Punkt 59 (Quellpunkt des Nierenmeridians). In den Klassikern der Akupunktur wird dieser Punkt als sehr wirkungsvoll und wichtig beschrieben.

Technik: Drücken, bis zu 60 Sekunden

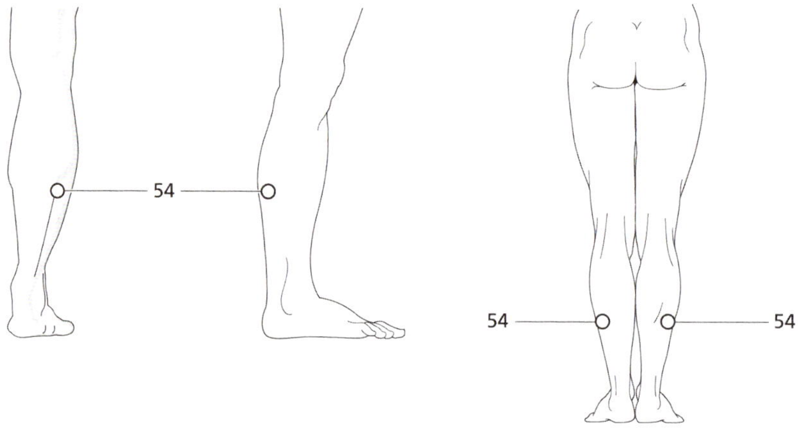

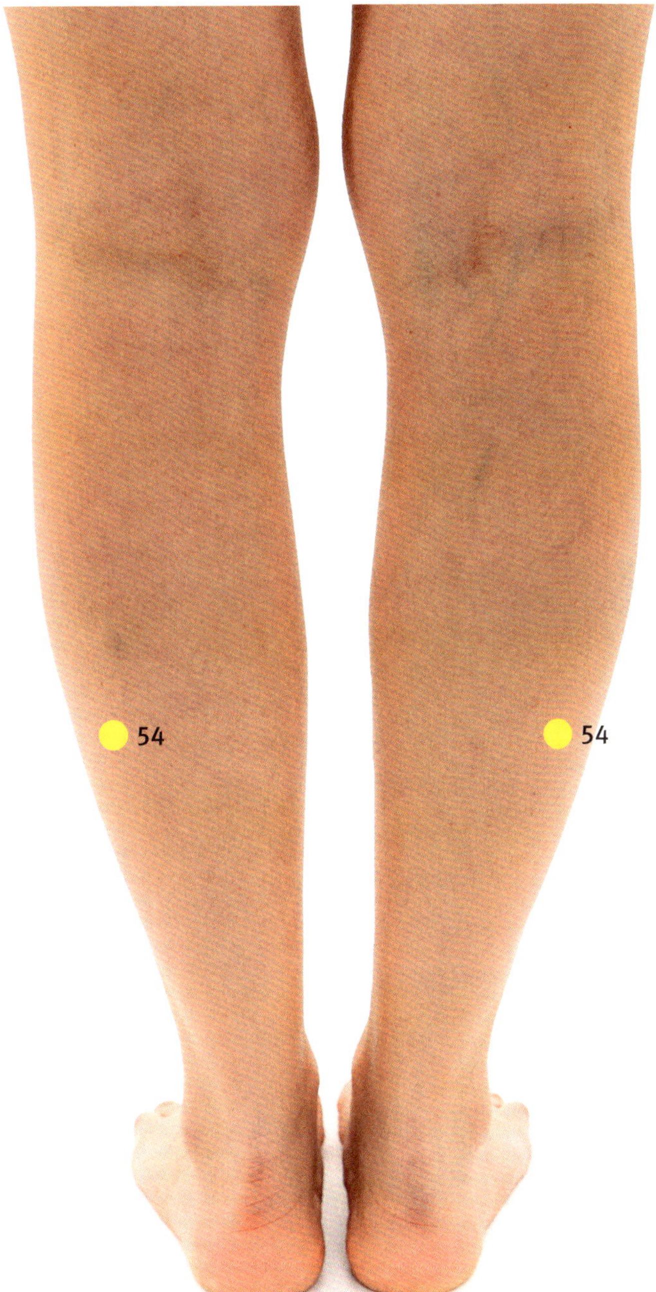
54
54

55. Punkt

Name: Berg in Tibet

Meridian: Blasenmeridian (Bl 60)

Lage: auf der Außenseite des Fußes, vor der Achillessehne in Höhe des höchsten Punktes des äußeren Knöchels

Indikationen: Durchfall beim Zahnen, Schlaflosigkeit, Magen- und Darmschmerzen, psychosomatische Schmerzen, Augenerkrankungen, Migräne, Hypochondrie, Asthma, Arthritis, Nierenschmerzen, Winderkrankungen, Empfindlichkeit der Augen, Schmerzen im Anfangsstadium

Technik: Teilen,10- bis 25-mal

Element: Feuer

56. Punkt

Name: Knochenhügel

Meridian: Blasenmeridian (Bl 64)

Lage: am äußeren Rand des fünften Mittelfußknochens, 3 Cun proximal des Zehengrundgelenks

Indikationen: verminderte Hörfähigkeit, Hüftschwäche, Beinkrämpfe, Fußschmerzen, Kopfschmerzen, Beschwerden an den Halswirbeln, Potenzstörungen, Augenentzündungen, häufige Blasenentleerung, Gelenkentzündungen der Fuß- und Beingelenke, Brennen beim Wasserlassen, Herpes zoster

Besonderheit: Quellpunkt, der mit dem Schleusenpunkt des Nierenmeridians in Verbindung steht. Bei schwacher Energie im Nierenmeridian beide Punkte behandeln: Punkt 56 (Quellpunkt des Blasenmeridians) und Punkt 60 (Schleusenpunkt des Nierenmeridians)

Technik: Kneten, bis zu 60 Sekunden

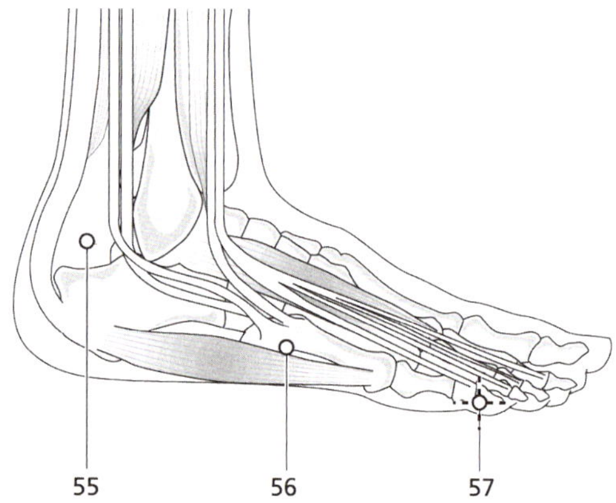

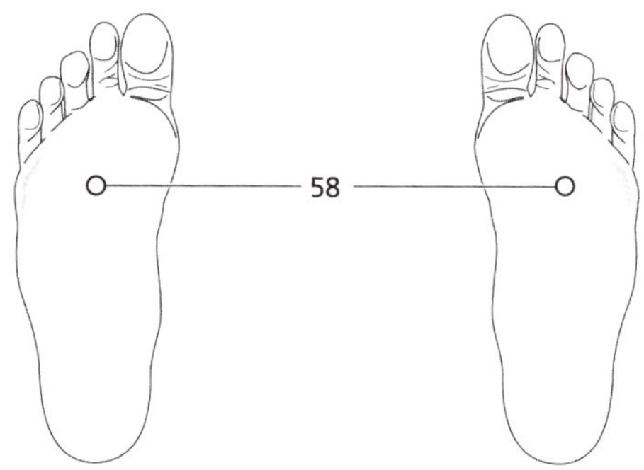

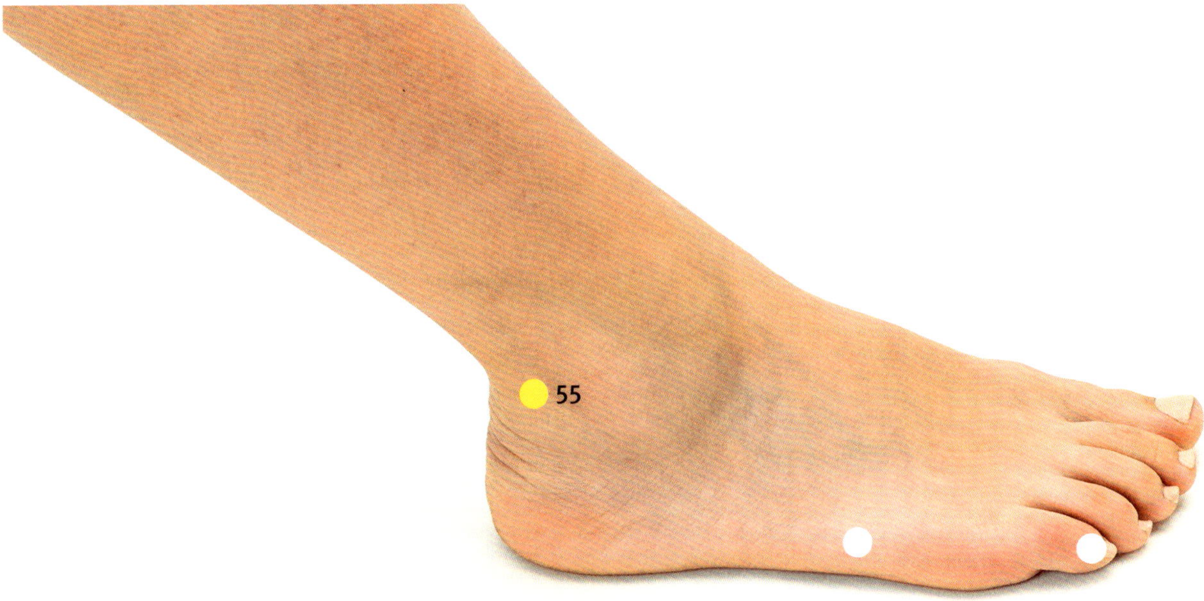
55

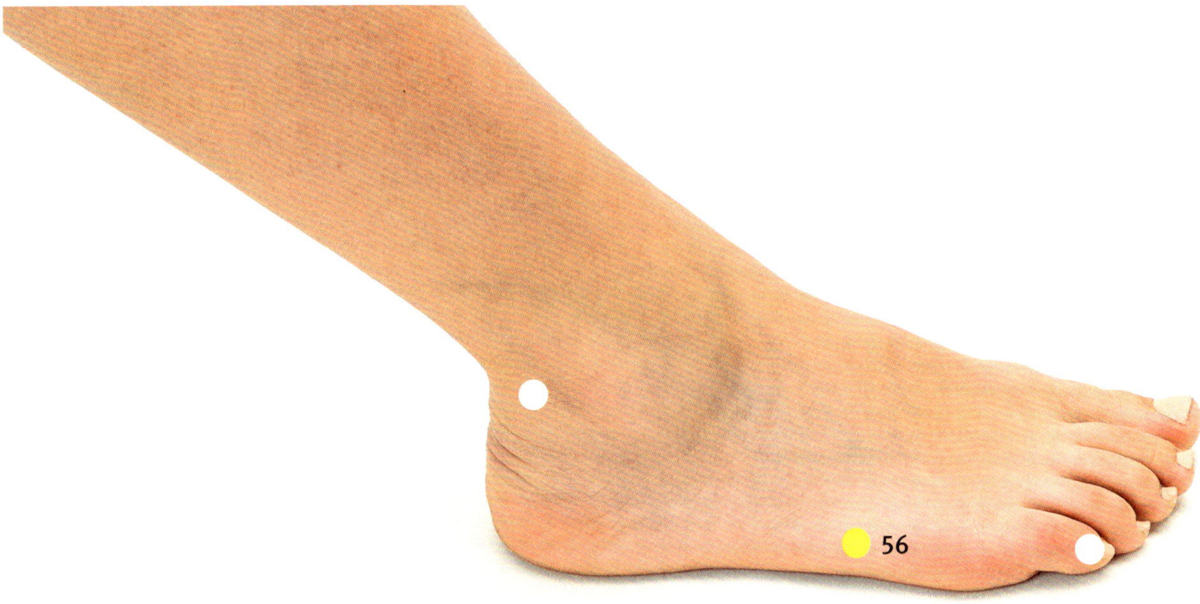
56

57. Punkt

Name: Ziel des Yin

Meridian: Blasenmeridian (Bl 67)

Lage: am äußeren Nagelbett der fünften Zehe

Indikationen: schlechte Laune, psychosomatische Erkrankungen, Nervosität, Kreislaufschwäche, Schwindel, Mattheit, Kopfschmerzen, Augenschmerzen, niedriger Blutdruck, Kraftlosigkeit, Verstimmung, Blasenschwäche, wenig Regelblutung, Neigung zum grauen Star

Besonderheit: Steht in Verbindung zum 58. Punkt, der auf dem Nierenmeridian liegt (Ni 1), bei Kindern ist dieser Punkt sehr empfindlich, er ist von starker psychischer Bedeutung.

Technik: Kneten, bis zu 60 Sekunden

Element: Metall

58. Punkt

Name: Sprudelnde Quelle

Meridian: Nierenmeridian (Ni 1)

Lage: auf der Fußsohle zwischen dem großen und kleinen Zehenballen

Indikationen: Ohnmacht, Ängstlichkeit, Halsentzündungen, Krämpfe im Fuß, Kopfschmerzen (Scheitel), schlechte Laune, Durchblutungsstörungen der Beine, Atemstörungen, Hitzewallungen, Bluthochdruck, Wechseljahre, Bronchitis, Erschöpfung durch Schlafentzug, periodische Trunksucht

Besonderheit: steht in Verbindung zum 57. Punkt, der auf dem Blasenmeridian liegt (Bl 67), hat eine starke psychische Bedeutung

Technik: Teilen, 60 Sekunden oder auch täglich weich massieren

Element: Holz

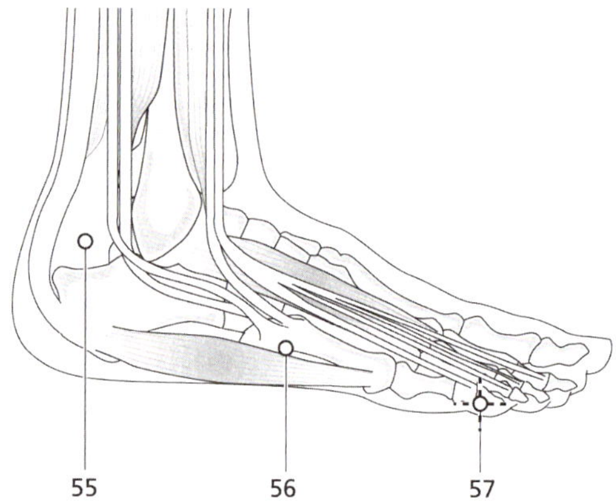

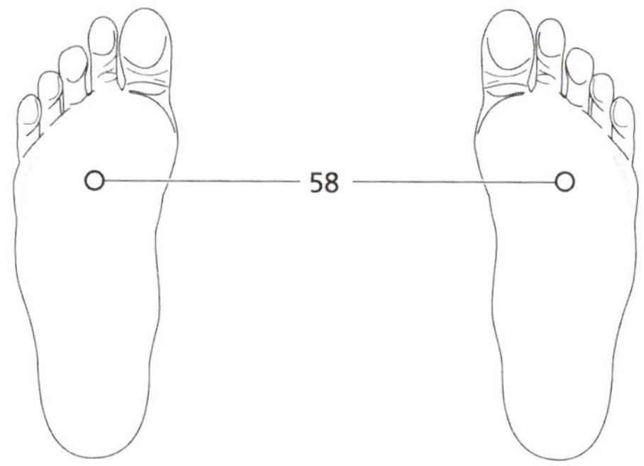

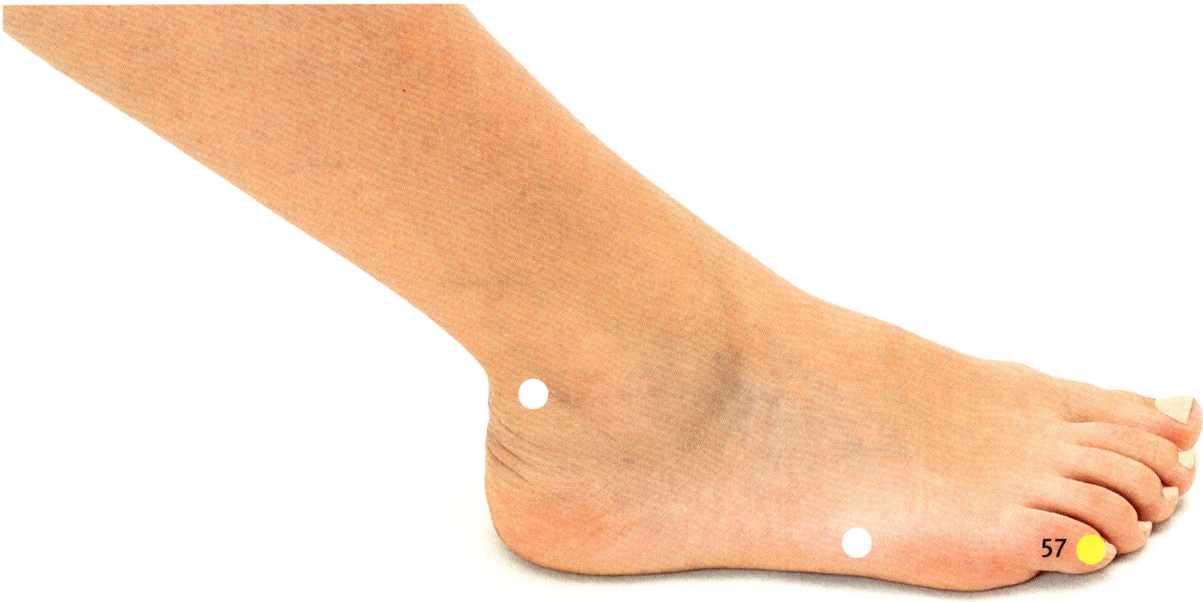
57

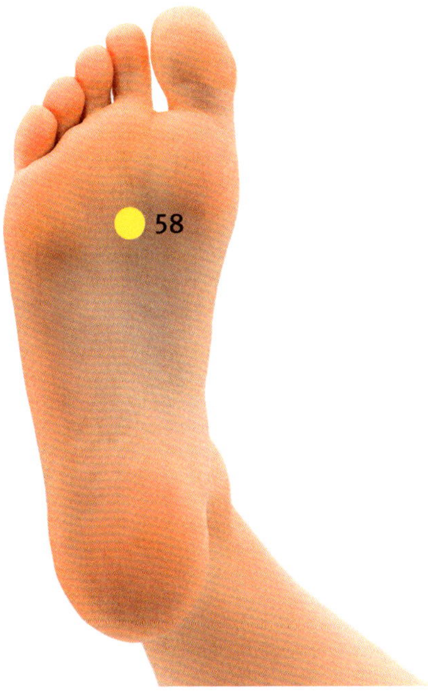
58

59. Punkt

Name: Großer Bach

Meridian: Nierenmeridian (Ni 3)

Lage: auf der Innenseite des Fußes, zwischen der Achillessehne und dem Knöchel

Indikationen: Asthma, Krämpfe, Halsentzündung, Erschöpfung, Epilepsie, Schweißfüße, Beinschwäche, Ausbleiben der Regel, Vaginalausfluss, psychische Labilität, »schwache Nerven«, Kopfdruck, Samenausfluss ohne geschlechtliche Erregung, Schüttelkrämpfe

Besonderheit: Quellpunkt, der mit dem Schleusenpunkt des Blasenmeridians verbunden ist. Bei schwacher Energie im Blasenmeridian beide Punkte behandeln: Punkt 59 (Quellpunkt des Nierenmeridians) und Punkt 54 (Schleusenpunkt des Blasenmeridians).

Technik: Greifen,15- bis 30-mal

Element: Erde

60. Punkt

Name: Großer Wasserbecher

Meridian: Nierenmeridian (Ni 4)

Lage: auf der Fußinnenseite zwischen Achillessehne und Knöchel

Indikationen: Bettnässen, asthmatische Erscheinungen, Druckgefühle in der Brust, Nervenschwäche, Bewegungsstörungen, Mattheit, Beinschwäche, Ohrensausen, Schwindel, Schwerhörigkeit, Lendenschmerzen, Keuchhusten, Halsentzündungen, Herzangst, Rheumaschmerzen, Schmerzen am Sprungbein, Haut-Ödem

Besonderheit: Schleusenpunkt, der mit dem Quellpunkt des Blasenmeridians in Verbindung steht. Bei schwacher Energie im Nierenmeridian beide Punkte behandeln: Punkt 60 (Schleusenpunkt des Nierenmeridians) und Punkt 56 (Quellpunkt des Blasenmeridians). Er ist bei Nervenerkrankungen gut wirksam.

Technik: Teilen, 20- bis 30-mal

61. Punkt

Name: Leuchtendes Meer

Meridian: Nierenmeridian (Ni 6)

Lage: auf der Fußinnenseite, 1 Cun unter dem höchsten Punkt des Knöchels

Indikationen: neurotische Angstzustände, Schreckhaftigkeit, Kraftlosigkeit, Epilepsie, Hexenschuss, Lähmungen, generell unterstützend bei Erkrankungen im Genitalbereich, Schlaflosigkeit, Störungen in der Schilddrüsenfunktion, Erkrankungen der Prostata, Mandelentzündung, Blasenentzündung, Erschöpfung durch Schlafmangel

Technik: Teilen, 30 bis 60 Sekunden

62. Punkt

Name: Wiederkehrender Strom

Meridian: Nierenmeridian (Ni 7)

Lage: auf der Fußinnenseite, 2 Cun oberhalb des höchsten Punktes des Knöchels

Indikationen: Reizbarkeit, Konzentrationsschwäche, Unruhe, Spannung, Ängste, Schwindel, Gedächtnisschwäche, schlaffe Arme und Beine, Blutarmut, Eifersucht, Blasenentzündung, häufiges Wasserlassen, ständiger Stuhldrang, ungeformte Stühle, Schreckhaftigkeit, Bronchitis, Ohrensausen, Wasseransammlungen (Ödeme)

Besonderheit: stärkt den Nierenmeridian

Technik: Schieben, 20- bis 30-mal

Element: Metall

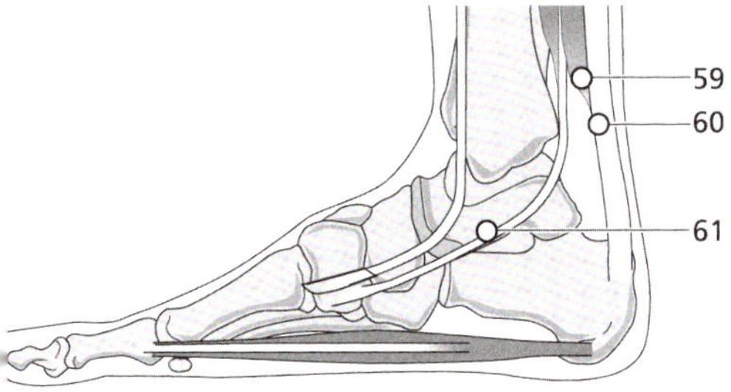
59
60
61

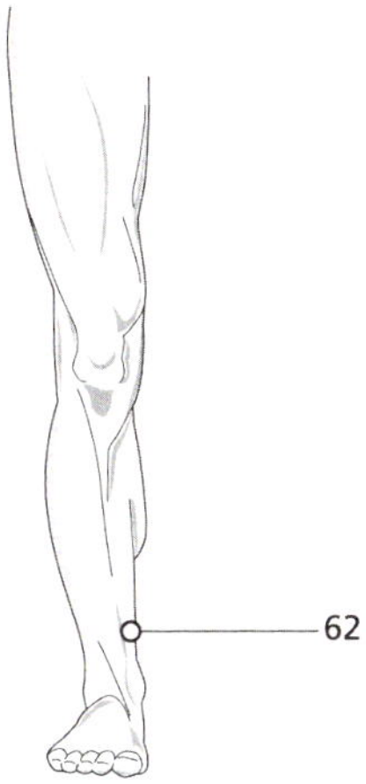
62

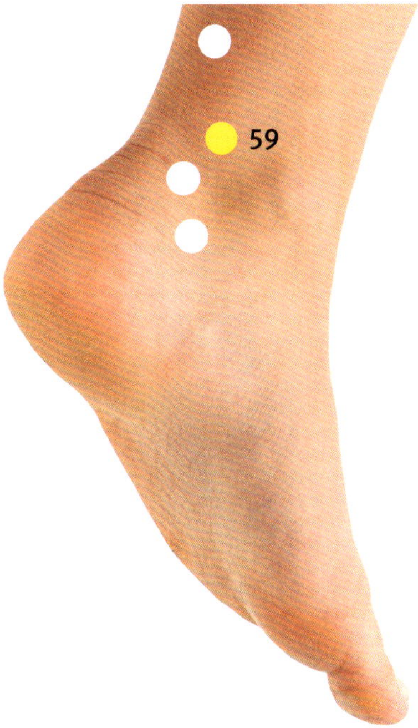
59

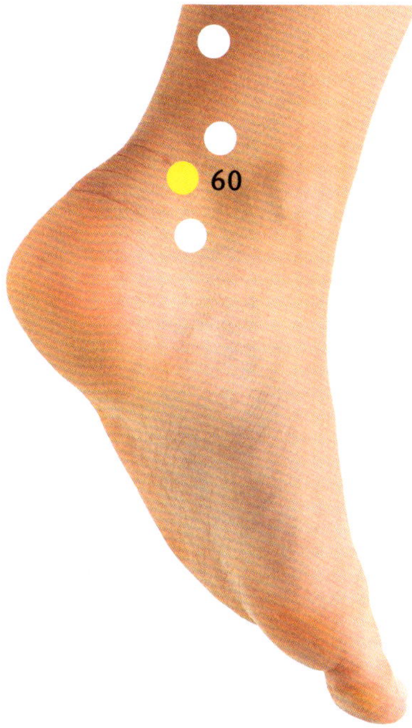
60

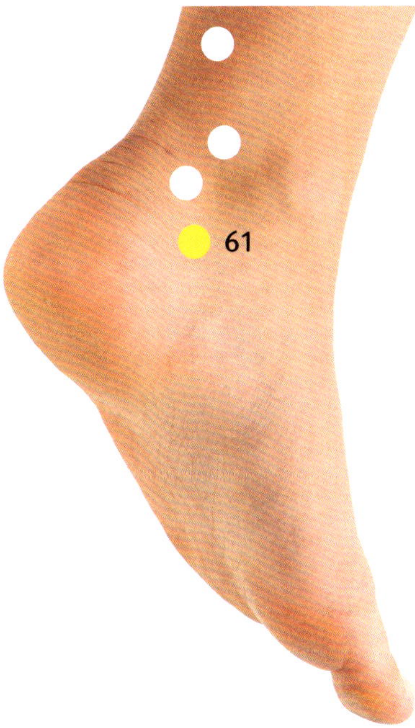
61

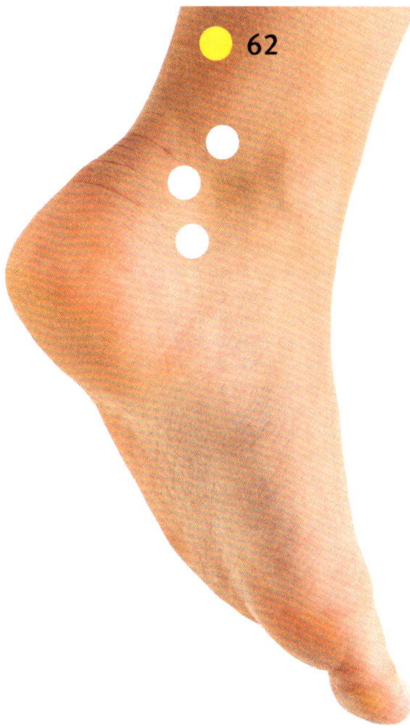
62

63. Punkt

Name: Große Schale

Meridian: Lebermeridian (Le 1)

Lage: am inneren Nagelbettwinkel der großen Zehe

Indikationen: Fieber, Verstopfung, Bettnässen, Erschöpfung, Prostataentzündung, Unvermögen, Harn zu halten, Gebärmutterentzündung, Ausbleiben der Monatsblutung, Entzündung an den Hoden, Blutüberfülle im Kopf, Hirnprellung

Besonderheit: steht in Verbindung zum 72. Punkt, der auf dem Gallenblasenmeridian liegt (Gb 44)

Technik: Kneifen, bis zu 60 Sekunden

Element: Holz

64. Punkt

Name: Zwischengang

Meridian: Lebermeridian (Le 2)

Lage: am inneren Grundgelenk des großen Zehs

Indikationen: Neigung zu Krämpfen, getrübte geistige Präsenz, Antriebslosigkeit, Wechsel zwischen Verstopfung und Durchfall, Kopfschmerzen, Ohrensausen, Erbrechen, Schwindel, Ekzeme, Schlaflosigkeit, Augenbrennen, Augenmüdigkeit, Pubertätsmagersucht, Bindehautentzündung, Vaginalausfluss, Ausbleiben der Regel, Windkrankheiten

Besonderheit: Superpunkt!

Technik: Schieben, 20 bis 30 Sekunden

Element: Feuer

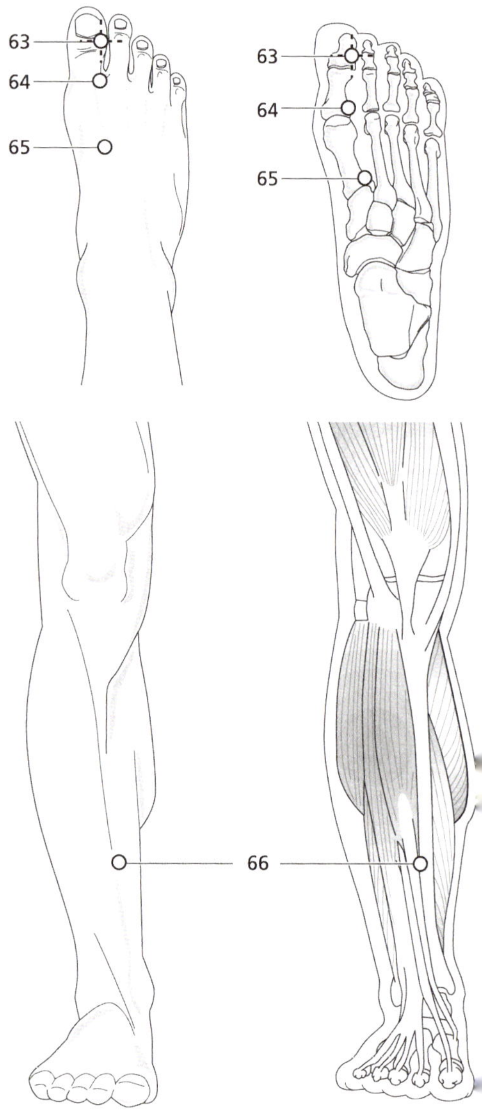

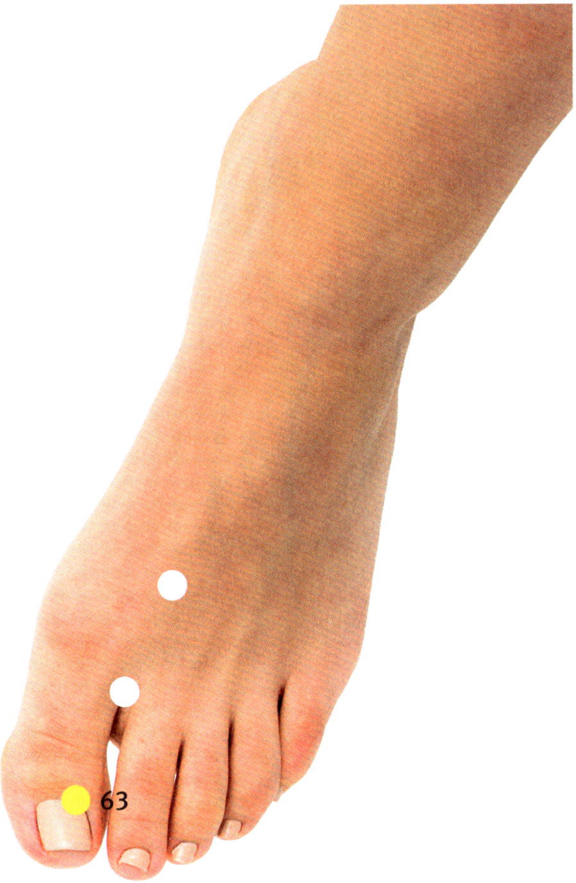
63

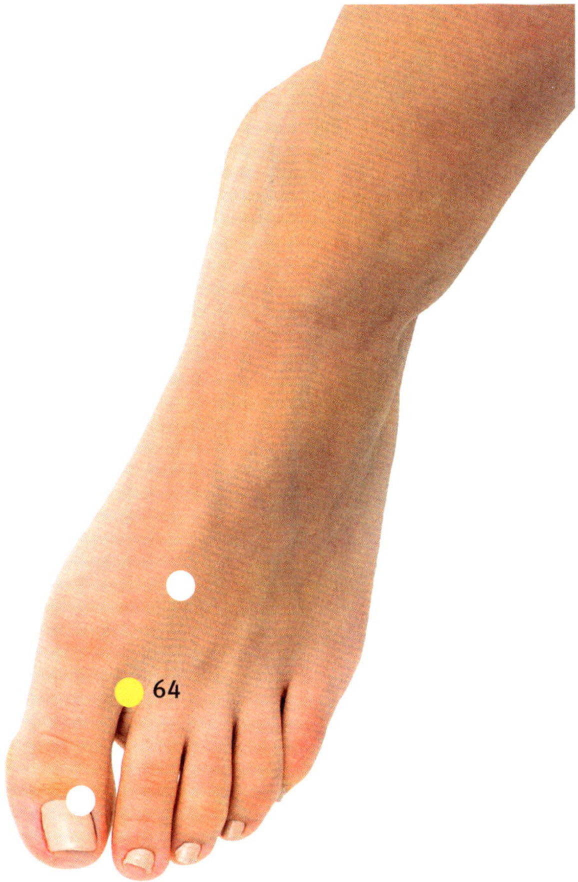
64

65. Punkt

Name: Höchster Angriffspunkt

Meridian: Lebermeridian (Le 3)

Lage: am Fußrücken, zwischen dem ersten und zweiten Mittelfußknochen, 1 Cun oberhalb des Zehengrundgelenks

Indikationen: schlechter Schlaf, Augendruck, Hautausschläge, Ohrensausen, cholerische Anfälle, Speiseröhrenkrampf, Antriebslosigkeit, Ängste, Schmerzen im Unterbauch, Augendruck, grauer Star, Verstopfung, Darmentzündung, Darmkrämpfe, Neigung zum Organvorfall, Leistenbruch, Hexenschuss, Leberfunktionsstörungen, Gelenkschmerzen, Brustdrüsenentzündung, Entzündung der Harnröhre

Besonderheit: Quellpunkt, der zum Schleusenpunkt des Gallenblasenmeridians in Verbindung steht. Bei schwacher Energie im Gallenblasenmeridian beide Punkte behandeln: Punkt 65 (Quellpunkt des Lebermeridians) und Punkt 69 (Schleusenpunkt des Gallenblasenmeridians). Zuverlässig bei Krankheiten im Unterbauch und gynäkologischen Erkrankungen. Superpunkt!

Technik: Teilen, bis zu 30 Sekunden

Element: Erde

66. Punkt

Name: Endrinne

Meridian: Lebermeridian (Le 5)

Lage: 5 Cun über dem oberen Fußknöchel, auf der Innenseite des Schienbeins

Indikationen: Menstruationsstörungen, zu starke oder zu schwache Blutungen, Ermüdung der Arme, der Beine und des Rückens durch zu große Belastung, trockene Schleimhäute im Hals- und Nasenbereich, Heiserkeit, Schwindel, schlechtes Hören, Ohrensausen, Brennen der Augen, grüner Star, Leber- und Gallenschmerzen, Gelbsucht, Impotenz, zu häufiges oder zu seltenes Wasserlassen

Besonderheit: Schleusenpunkt, der mit dem Quellpunkt des Gallenblasenmeridians in Verbindung steht. Bei schwacher Energie im Lebermeridian beide Punkte behandeln: Punkt 66 (Schleusenpunkt des Lebermeridians) und Punkt 70 (Quellpunkt des Gallenblasenmeridians).

Technik: Schieben, 60 Sekunden

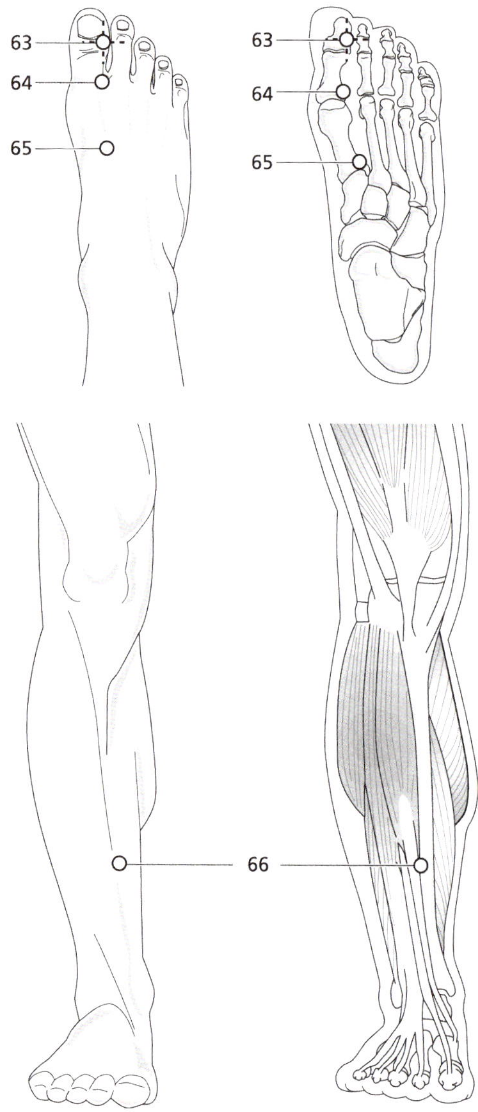

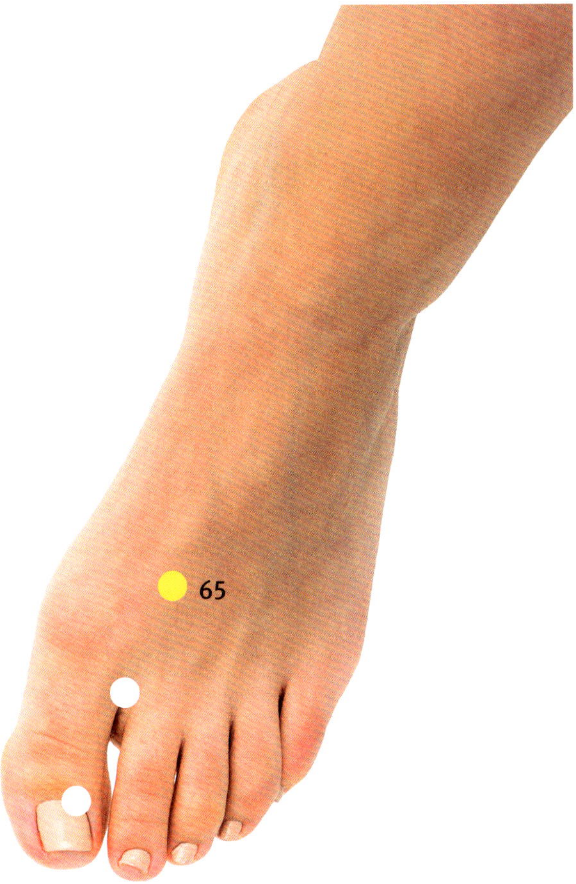
65

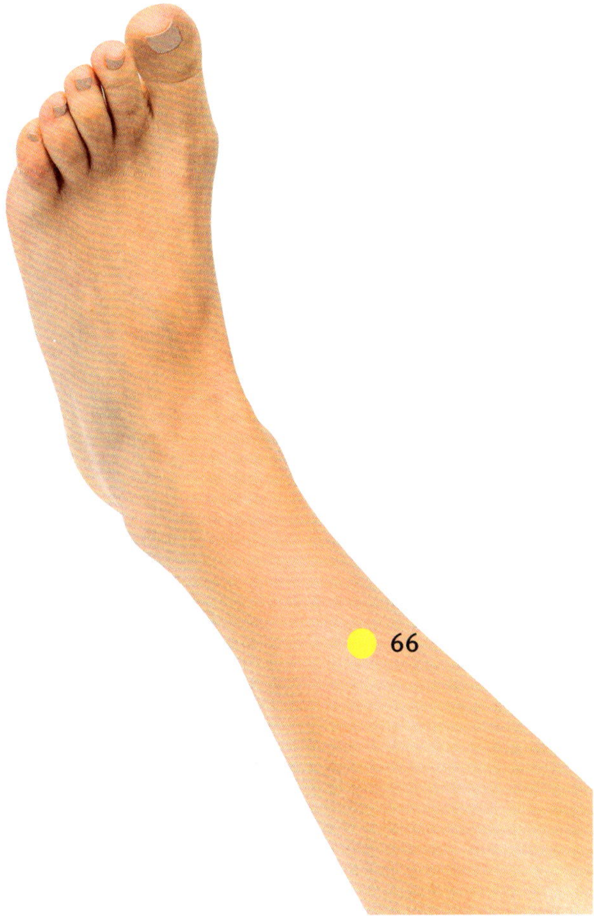
66

67. Punkt

Name: Pupillengrube

Meridian: Gallenblasenmeridian (Gb 1)

Lage: 1 Cun neben dem äußeren Augenwinkel

Indikationen: Bindehautentzündung, Sehschwäche, Kopfschmerzen an Stirn und Schläfen, Nachtblindheit, grauer Star, Netzhautentzündung, Schwund des Sehnervs, Gerstenkorn, Bewusstseinstrübungen, hängende Augenlider, Beschwerden am Gesichtsnerv, Schmerzzone

Besonderheit: Verbindung zum Magen-, Dickdarm- und Dünndarmmeridian und Dreifach-Erwärmer-Meridian

Technik: Sanft drücken, bis zu 25-mal

68. Punkt

Name: Helles Yang

Meridian: Gallenblasenmeridian (Gb 14)

Lage: auf der gedachten Linie von der Pupillenmitte zum Haaransatz, zwei Querfinger über der Augenbraue

Indikationen: Kurzsichtigkeit, Müdigkeit, Nasennebenhöhlenentzündung, Sehschwäche, ruckartige Nervenzuckungen (Tic convulsif), durch Sehstörung bedingte Migräne

Besonderheit: Verbindung zum Magen-, Dickdarm- und Dünndarmmeridian

Technik: Sanft kneten, bis zu 60 Sekunden

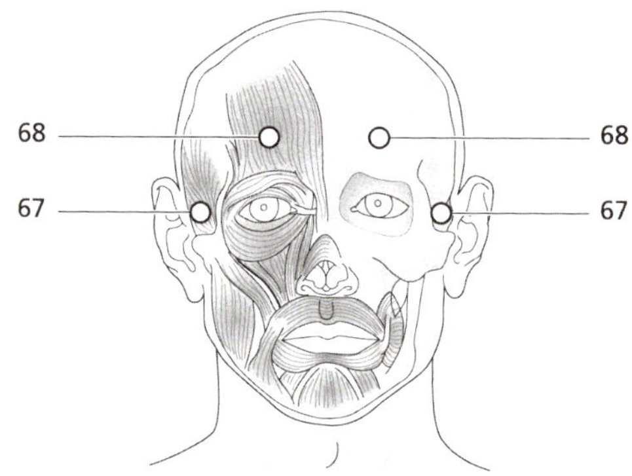

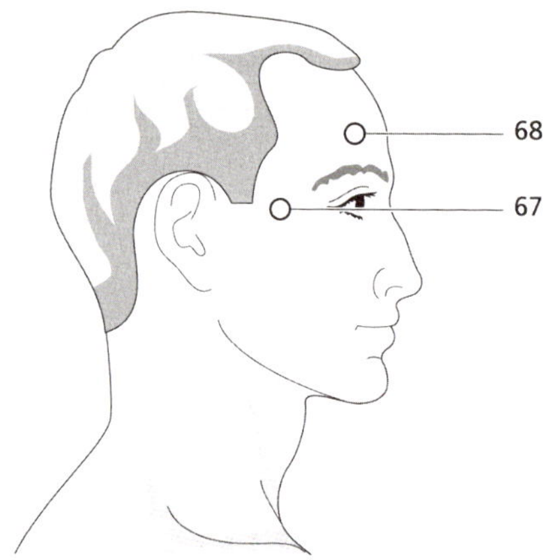

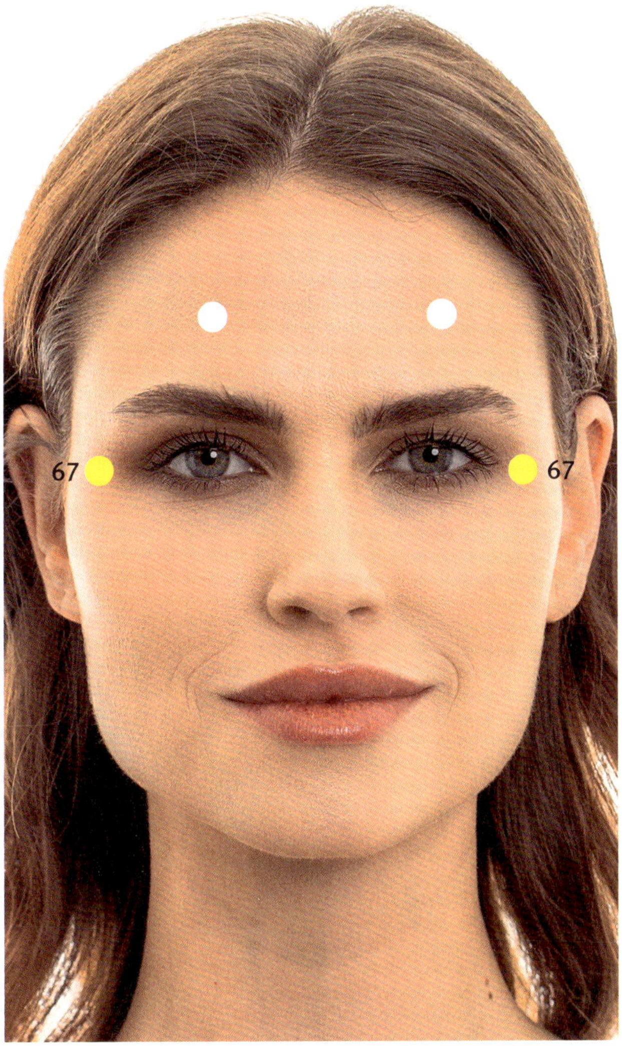
67
67

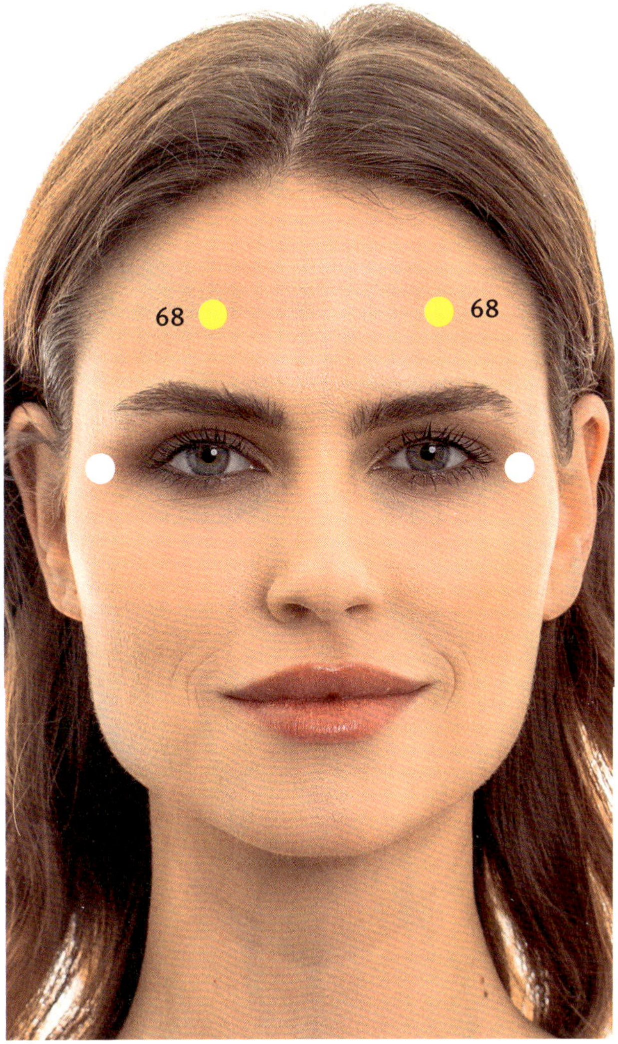
68
68

69. Punkt

Name: Glanzvolle Helle

Meridian: Gallenblasenmeridian (Gb 37)

Lage: 5 Cun über dem äußeren Fußknöchel am Rand des Unterschenkelknochens

Indikationen: Bauchschmerzen, Gallenkoliken, Schreckhaftigkeit, labile Psyche, Erschöpfung, Migräne, verminderte Hörfähigkeit, Schlaflosigkeit, beginnende Osteoporose (Verminderung des festen Knochengewebes), Knochenbrüche, Bindehautentzündung, Entzündung der Gallenblase, Leberschmerzen, Furcht vor Erröten

Besonderheit: Schleusenpunkt, der zum Quellpunkt des Lebermeridians (Punkt 65) in Verbindung steht. Bei schwacher Energie im Gallenblasenmeridian beide Punkte behandeln: Punkt 69 (Schleusenpunkt des Gallenblasenmeridians) und Punkt 65 (Quellpunkt des Lebermeridians).

Technik: Greifen, bis zu 60 Sekunden

70. Punkt

Name: Markt auf dem Hügel

Meridian: Gallenblasenmeridian (Gb 40)

Lage: an der Außenseite des Fußes, unterhalb des Fußwurzelknochens und des Sprungbeins

Indikationen: Kopfschmerzen, Schwindel, leichter Schlaf, Atemstörungen, Bindegewebsschwäche, Muskelschwäche und Muskelzucken in den Beinen, trockener Hals und Mund, rotes Gesicht und Hitze im Kopf, Blutüberfülle im Brustraum, Störungen im Bewegungsablauf

Besonderheit: Quellpunkt, der mit dem Schleusenpunkt des Lebermeridians in Verbindung steht. Bei schwacher Energie im Lebermeridian beide Punkte behandeln: Punkt 70 (Quellpunkt des Gallenblasenmeridians) und Punkt 66 (Schleusenpunkt des Lebermeridians).

Technik: Schieben, bis zu 60 Sekunden

71. Punkt

Name: Regelnder Nachlauf

Meridian: Gallenblasenmeridian (Gb 43)

Lage: zwischen dem vierten und fünften Mittelfußknochen, 1 Cun oberhalb der »Schwimmhaut«

Indikationen: Albträume, Schreckhaftigkeit, Mattheit, Schwerhörigkeit, Entschlusslosigkeit, Zaghaftigkeit, Gehirnerschütterung, kalte Arme und Beine, Unterbauchschmerzen, Schlaflosigkeit, Durchfall, Brustdrüsenentzündung, mangelnde Funktion der Gallenblase, beschleunigter Atem

Besonderheit: stärkt den Meridian, demzufolge anzuwenden bei Leere-Symptomen des Gallenblasenmeridians

Technik: Teilen, bis 25-mal

Element: Wasser

72. Punkt

Name: Einmündendes Yin

Meridian: Gallenblasenmeridian (Gb 44)

Lage: äußerer Nagelbettwinkel der vierten Zehe

Indikationen: Lampenfieber, Angst, Augendruck, Kopfschmerzen, Muskelkrämpfe, Neigung zum grauen Star, Herzdruck, Nervosität, Kopfhitze, Tinnitus (Ohrgeräusche)

Besonderheit: steht in Verbindung zum 63. Punkt, der auf dem Lebermeridian liegt (Le1)

Technik: Kneifen, bis zu 30-mal

Element: Metall

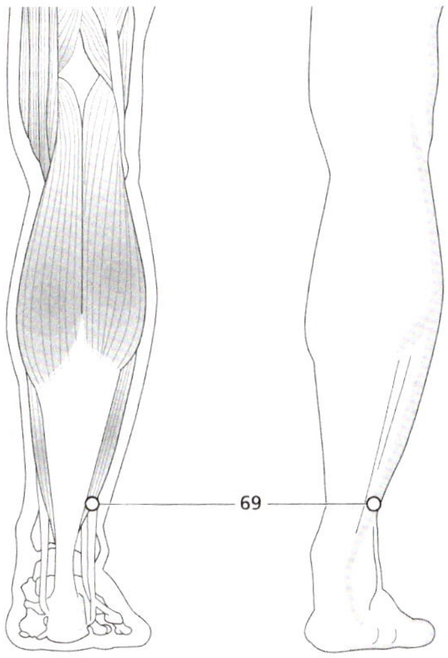
69

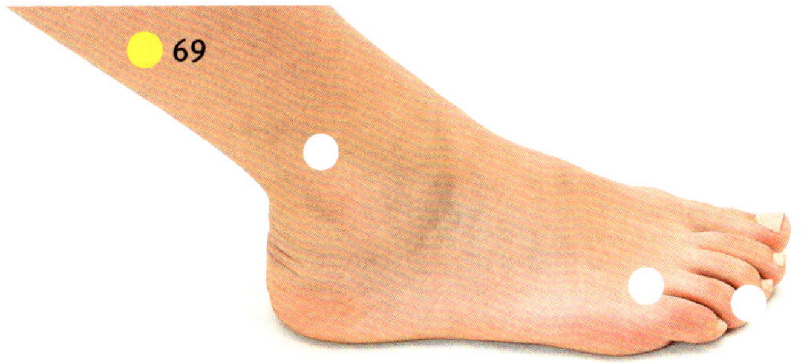
69

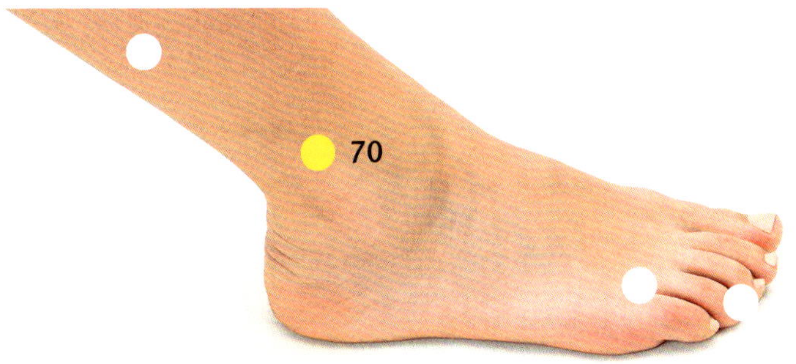
70

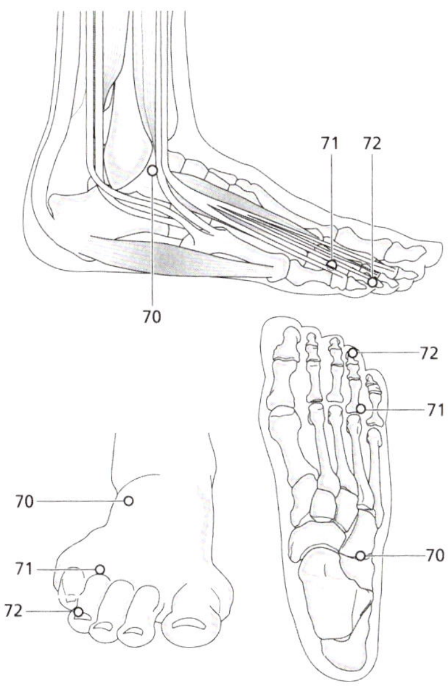
71
72
70
72
71
70
70
71
72

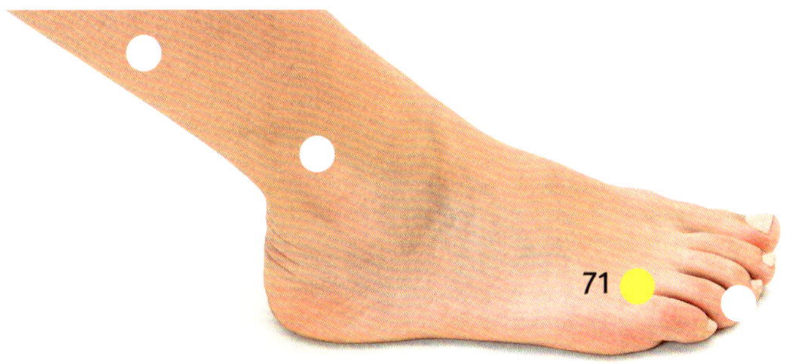
71

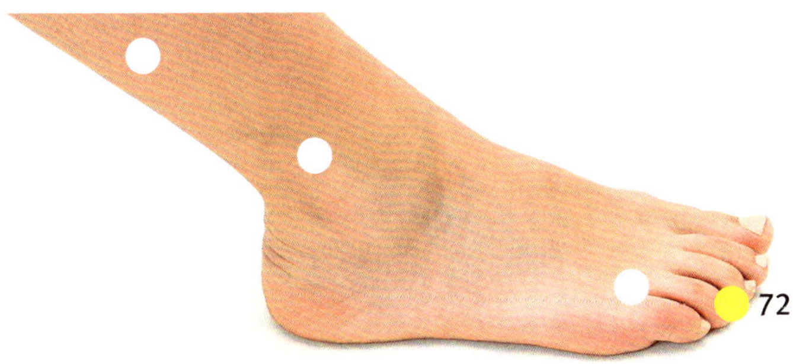
72

73. Punkt

Name: Der Göttliche Gleichmut

Meridian: Magenmeridian (Ma 36)

Lage: 3 Cun unter der Kniescheibe, auf der äußeren Kante des Schienbeins

Indikationen: Reizbarkeit, Schreckhaftigkeit, Stimmungstief, Appetitmangel aus Nervositätsgründen, Ohrensausen, Kopfschmerzen, Augenschwäche, Schlaflosigkeit, Hitzeerkrankungen (z. B. Sonnenstich), Bronchialasthma, niedriger und hoher Blutdruck, nervöses Herz, Magenbeschwerden, Blasenschwäche, Bettnässen, Schwindel, Atemstörungen, Augendruckkrankheit (Glaukom), Bronchitis, Asthma, Phantomschmerz, Kopfschmerzen, Migräne, Schlaflosigkeit, Impotenz, Durchblutungsstörung (Beine), Unruhe, Spannungen, Ängste (z. B. vor dem Zahnarzt), Störungen nach Hexenschuss, Ermüdbarkeit durch Überbelastung, Hautrötungen

Besonderheit: Superpunkt, der bei allen Behandlungen akupressiert werden kann, immer bei Angst und Nervosität behandeln, einer der wichtigsten Superpunkte

Technik: Drücken, 60 Sekunden

Element: Erde

74. Punkt

Name: Reiche Fülle

Meridian: Magenmeridian (Ma 40)

Lage: am Unterschenkel zwischen Kniegrube und dem Höchstpunkt des äußeren Knöchels

Indikationen: Kopfschmerzen, extreme Ermüdung bis zur Lähmung der Beine, starker plötzlich auftretender Muskelschmerz an den Waden, »Schaufensterkrankheit« (Durchblutungsstörung in den Beinen), Lebensmittelvergiftung, Sodbrennen, Durchfall, Schilddrüsenunterfunktion, Schluckauf, Asthma, Geschwür im Unterschenkel, Schmerzen in der Ferse, Schlaflosigkeit

Besonderheit: Schleusenpunkt, der in Verbindung zum Quellpunkt des Milz-Pankreas-Meridians steht. Bei schwacher Energie im Magenmeridian beide Punkte behandeln: Punkt 74 (Schleusenpunkt des Magenmeridians) und Punkt 79 (Quellpunkt des Milz-Pankreas-Meridians).

Technik: Schieben, bis zu 60 Sekunden

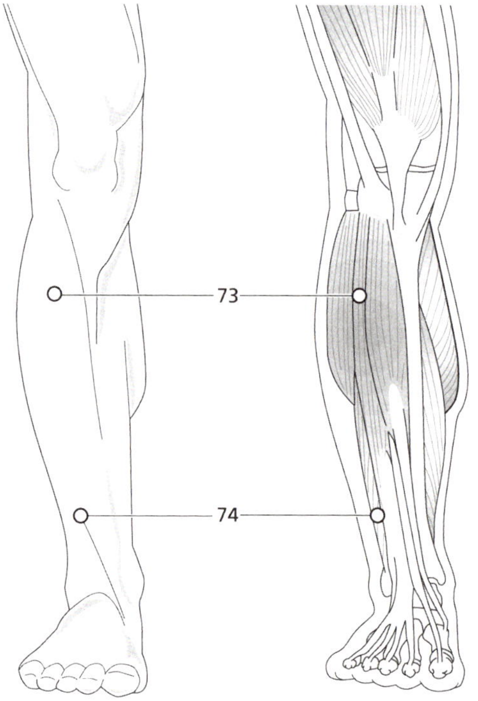

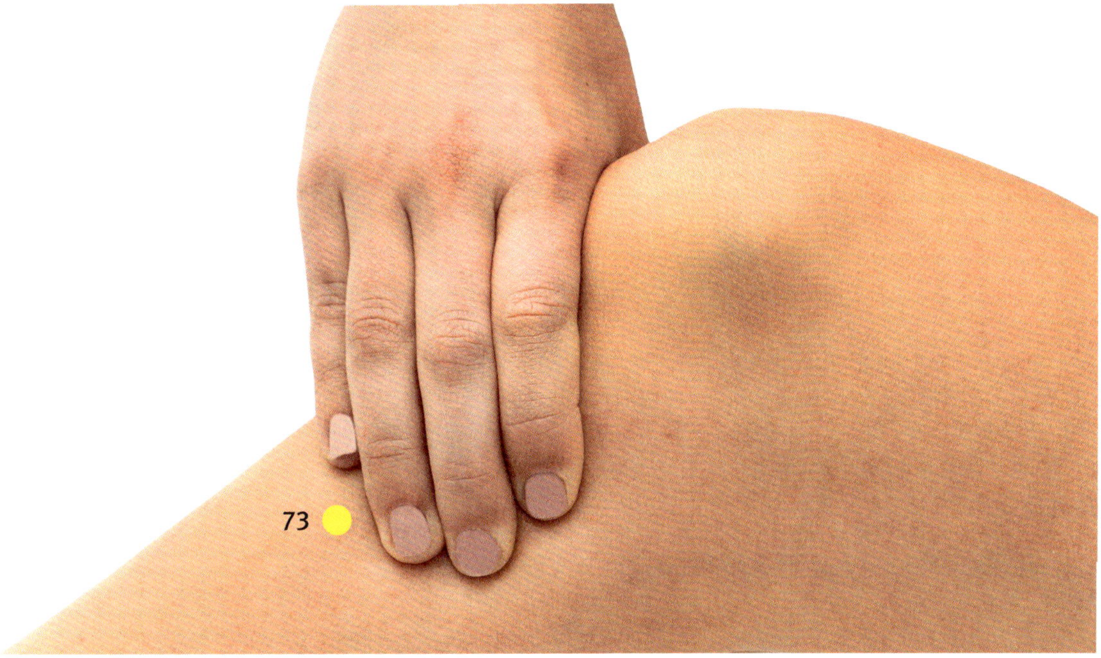
73

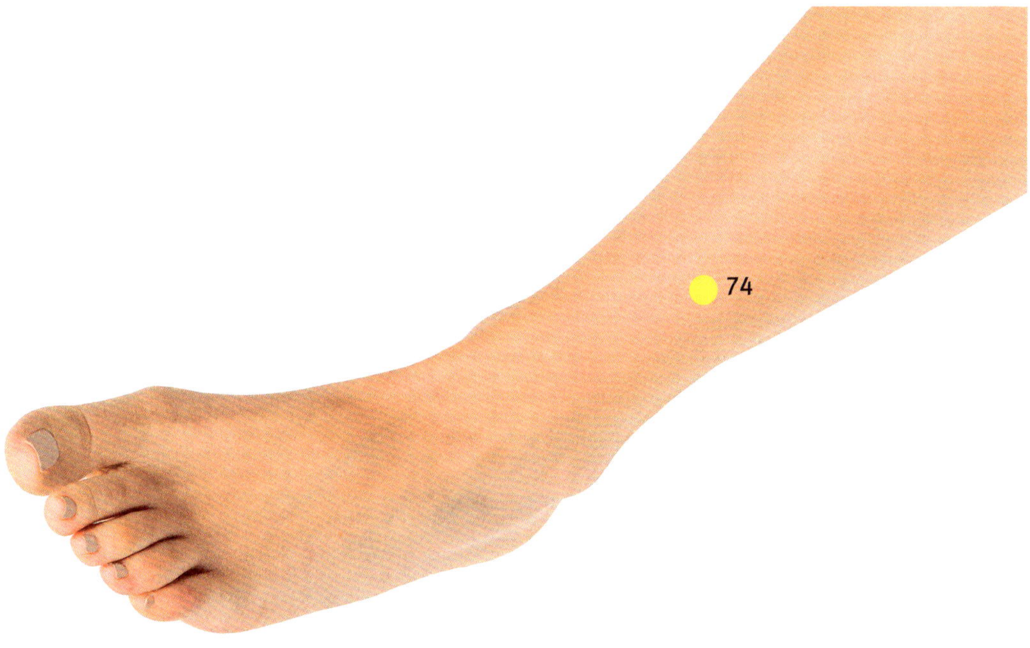
74

75. Punkt

Name: Yang-Angriff

Meridian: Magenmeridian (Ma 42)

Lage: auf der höchsten Wölbung des Fußrückens, 5 Cun über den Grundgelenken der zweiten und dritten Zehe

Indikationen: kalte Arme und Beine, Durchfall, Abmagerung, Amöbenruhr, Schwindel, Müdigkeit, Darmverschluss, Magengeschwür, Zwölffingerdarmgeschwür, ungenügende Funktion der Bauchspeicheldrüse, wortkarg, gestörte Enzymbildung, Wetterfühligkeit

Besonderheit: Quellpunkt, der mit dem Schleusenpunkt des Milz-Pankreas-Meridians in Verbindung steht. Bei schwacher Energie im Milz-Pankreas-Meridian beide Punkte behandeln: Punkt 75 (Quellpunkt des Magenmeridians) und Punkt 80 (Schleusenpunkt des Milz-Pankreas-Meridians).

Technik: Teilen, bis zu 60 Sekunden

76. Punkt

Name: Unterdrückte Freude

Meridian: Magenmeridian (Ma 45)

Lage: am äußeren Nagelbettwinkel der zweiten Zehe

Indikationen: Aufstoßen, Verstopfung, Brechreiz, Hungergefühl mit Völlerei und gesteigertem Bewegungsdrang, Reizbarkeit, Furcht, Schlaflosigkeit, Nervenschwäche, Sodbrennen, Durchblutungsstörungen der Beine, Leberfunktionsstörungen, mangelnde Funktion der Schilddrüse, Geschwür an der Dünndarmschleimhaut, Magenpförtnerkrampf (auch bei Babys), Nervenfehlfunktion

Besonderheit: steht in Verbindung mit dem 77. Punkt, der auf dem Milz-Pankreas-Meridian liegt (MP 1), beruhigt die Energie des Magenmeridians

Technik: Punktieren, bis zu 60 Sekunden

Element: Metall

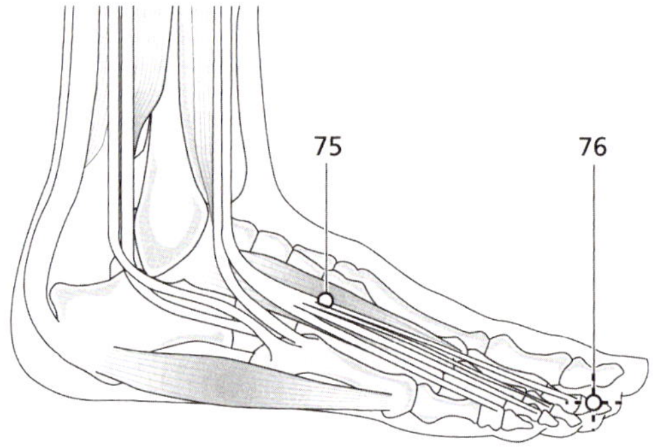

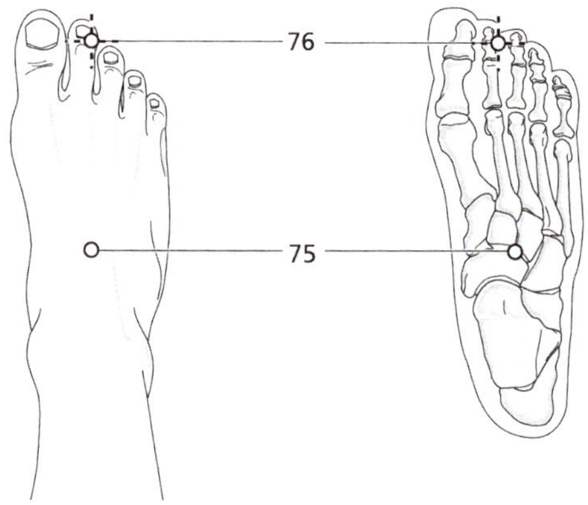

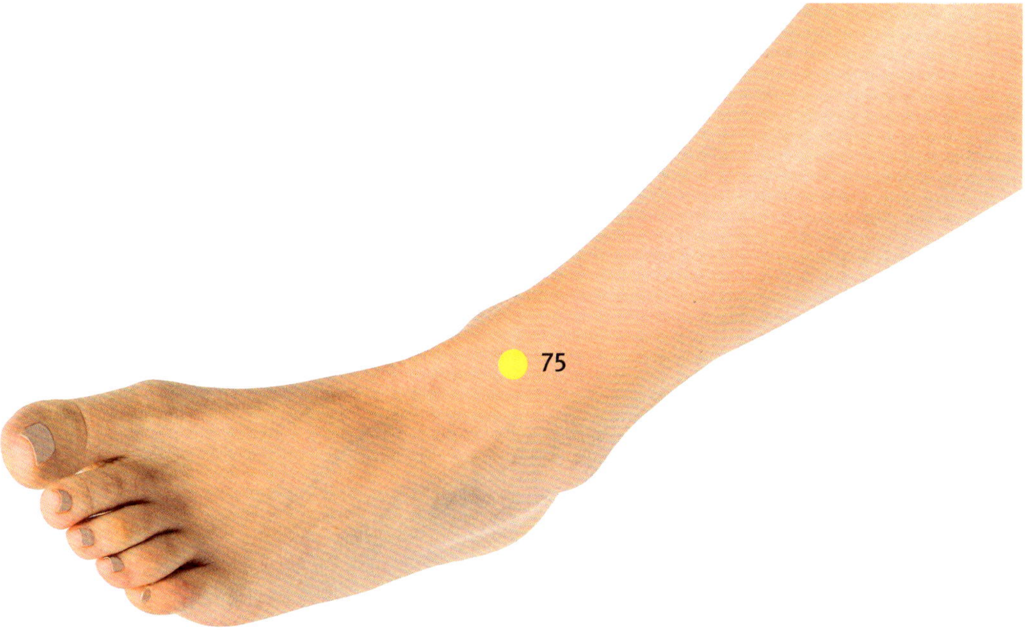
75

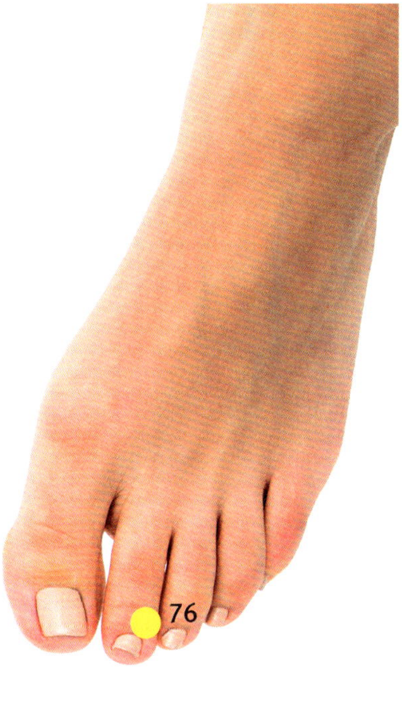
76

77. Punkt

Name: Verborgener Glanz

Meridian: Milz-Pankreas-Meridian (MP 1)

Lage: am inneren Nagelbett der großen Zehe

Indikationen: schnelle Ermüdung, Kraftlosigkeit, Unterbauchschmerzen, Ekzeme, Erschöpfung, Harnsteine, Durchfall beim Kleinkind, bedingt durch Ernährungsstörung

Besonderheit: steht in Verbindung mit dem 76. Punkt, der auf dem Magenmeridian liegt (Ma 45)

Technik: Schieben und drücken, 5- bis 20-mal

Element: Holz

78. Punkt

Name: Große Stadt

Meridian: Milz-Pankreas-Meridian (MP 2)

Lage: liegt am Grundgelenk des großen Zehs auf der Fußinnenseite

Indikationen: Gewichtsabnahme, Blutarmut, Durchfall, Konzentrationsschwäche, Übelkeit, Aufstoßen, Winderkrankungen, Stimmungstief (mürrisch), Antriebsschwäche, Atemstörung, mangelnde Funktion der Bauchspeicheldrüse, Übelkeit, nervöse Magenschleimhautentzündung, Magenbeschwerden, Bluthochdruck, Schwindel, Appetitmangel

Technik: Drücken, bis zu 15-mal

Element: Feuer

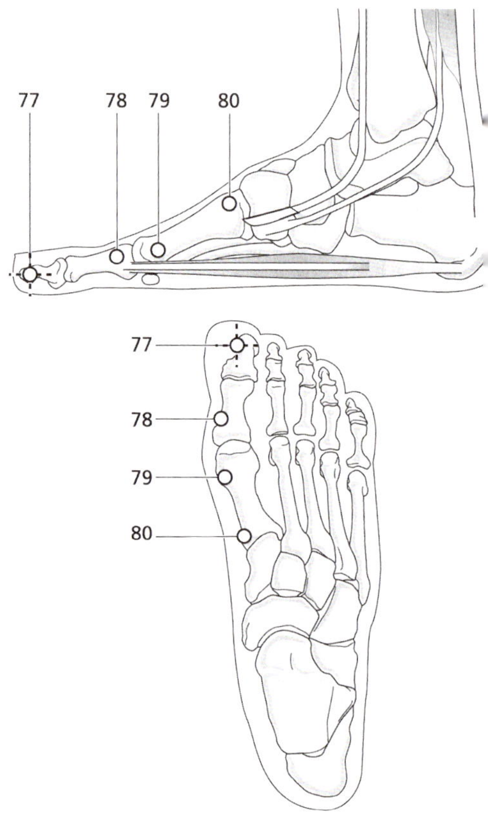

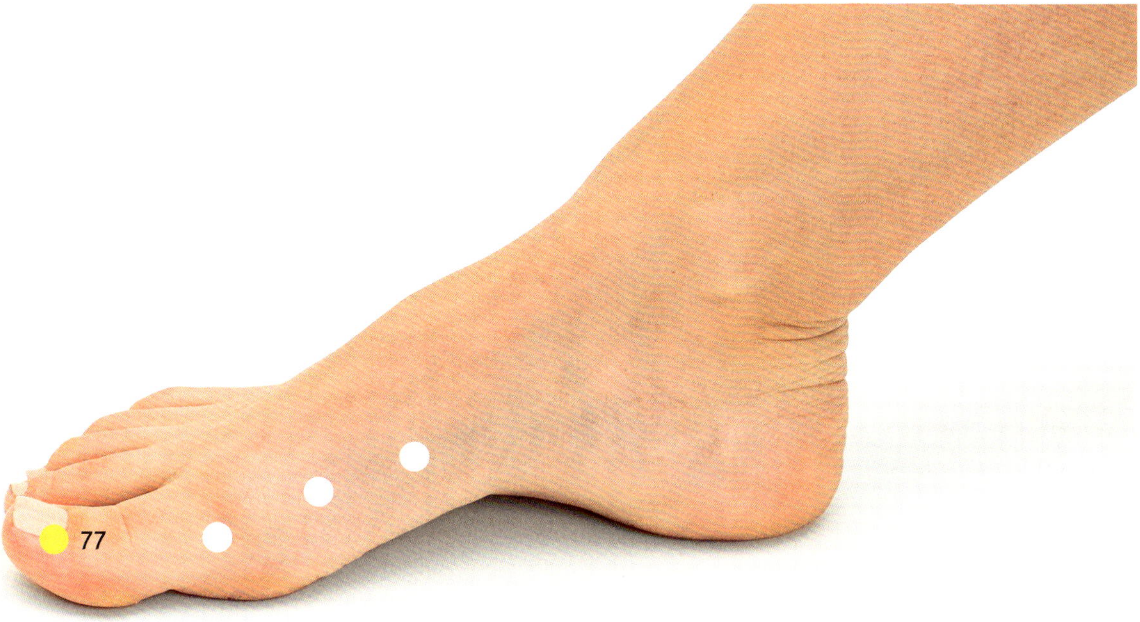
77

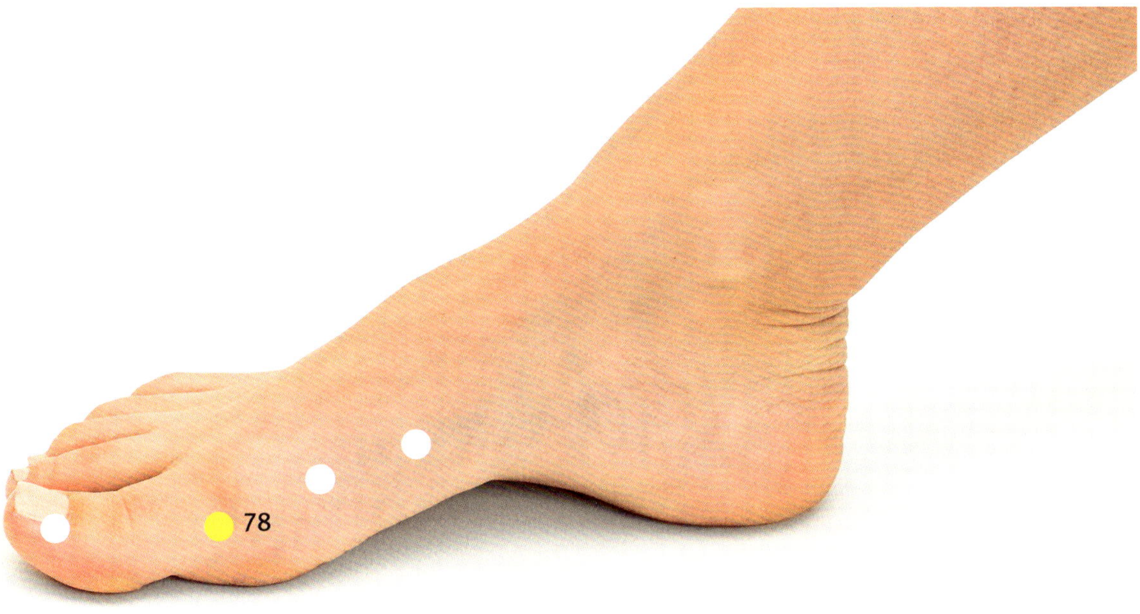
78

79. Punkt

Name: Höchste Helle

Meridian: Milz-Pankreas-Meridian (MP 3)

Lage: auf der Fußinnenseite, am Übergang des Schaftes zum Köpfchen des ersten Zehengrundgelenks

Indikationen: Darmentzündung, Zwischenblutungen (Menstruation), Brechreiz, Kopfschmerzen, Konzentrationsschwäche, unzureichende Funktion der Bauchspeicheldrüse, gelbliche Hautfarbe, Durchblutungsstörungen in den Beinen, Beschwerden, die durch zu viel Hitze verursacht werden, Herzbeschwerden, Sodbrennen, Aufstoßen, Völlegefühl und wenig Appetit, Druckschmerz auf dem Magen

Besonderheit: Quellpunkt, der mit dem Schleusenpunkt des Magenmeridians (74. Punkt) in Verbindung steht. Bei schwacher Energie im Magenmeridian beide Punkte behandeln: Punkt 79 (Quellpunkt des Milz-Pankreas-Meridians) und Punkt 74 (Schleusenpunkt des Magenmeridians).

Technik: Greifen, 60 Sekunden

Element: Erde

80. Punkt

Name: Enkel des Fürsten

Meridian: Milz-Pankreas-Meridian (MP 4)

Lage: am Fußmittelknochen des großen Zehs, direkt vor dem Knochenköpfchen an der Fußinnenseite

Indikationen: fehlender Appetit, Pubertätsmagersucht, wenig Regelblutung, Kräfteverfall, Gewichtsverlust, Durchfall, inneres Kältegefühl, schwache Leber- und Bauchspeicheldrüsentätigkeit, Schwierigkeiten beim Urinieren, Nierenfunktionsstörungen, Darmkrämpfe, heißer Kopf, niedriger Blutdruck, Stauungen in den Venen

Besonderheit: Schleusenpunkt, der mit dem Quellpunkt des Magenmeridians in Verbindung steht. Bei schwacher Energie im Milz-Pankreas-Meridian beide Punkte behandeln: Punkt 80 (Schleusenpunkt des Milz-Pankreas-Meridians) und Punkt 75 (Quellpunkt des Magenmeridians).

Technik: Kneifen, bis zu 30 Sekunden

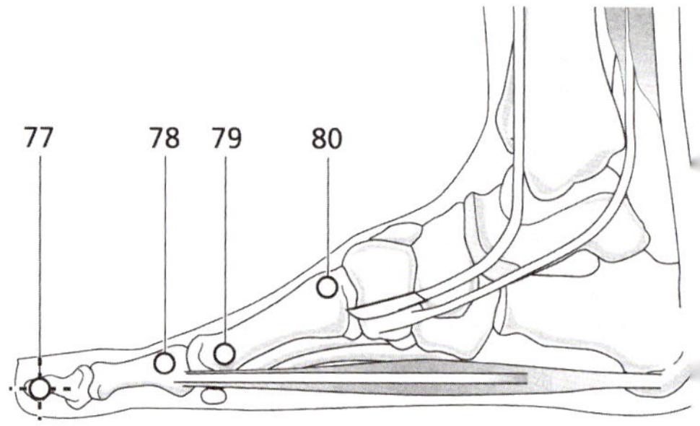

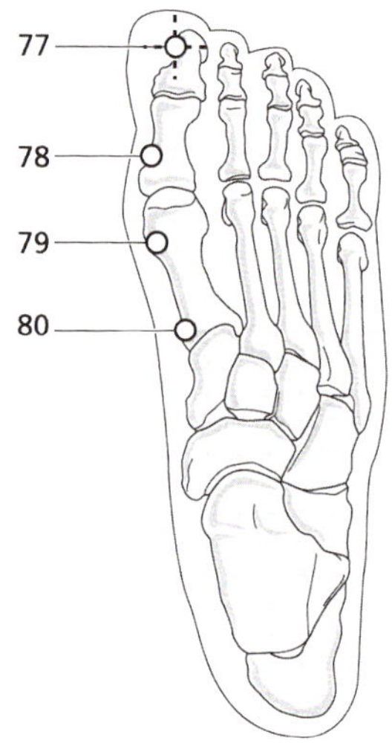

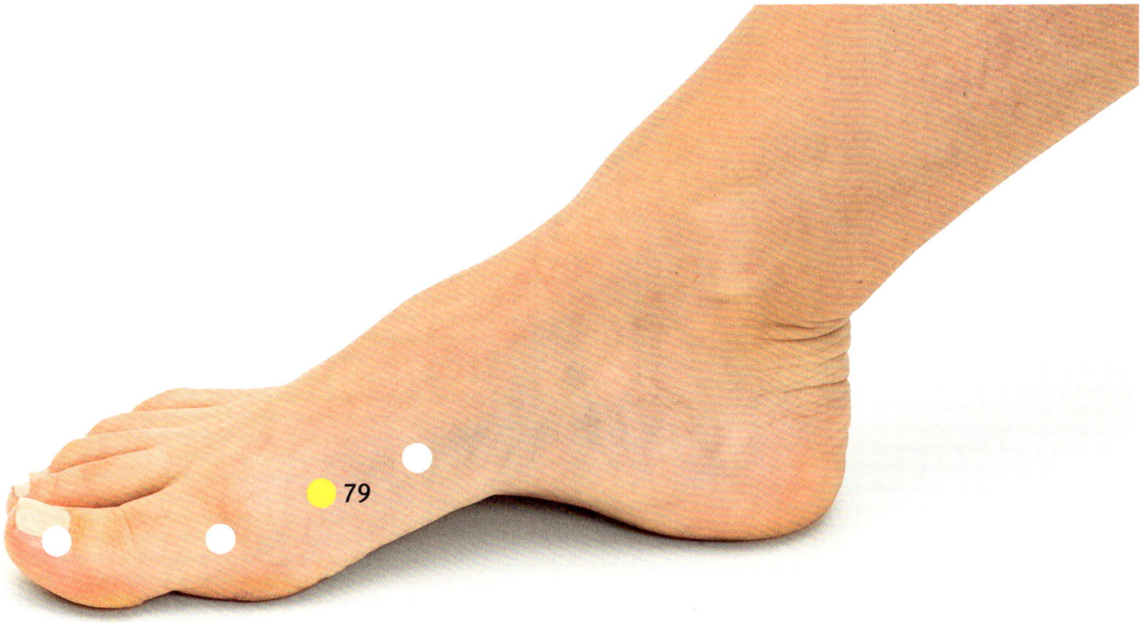
79

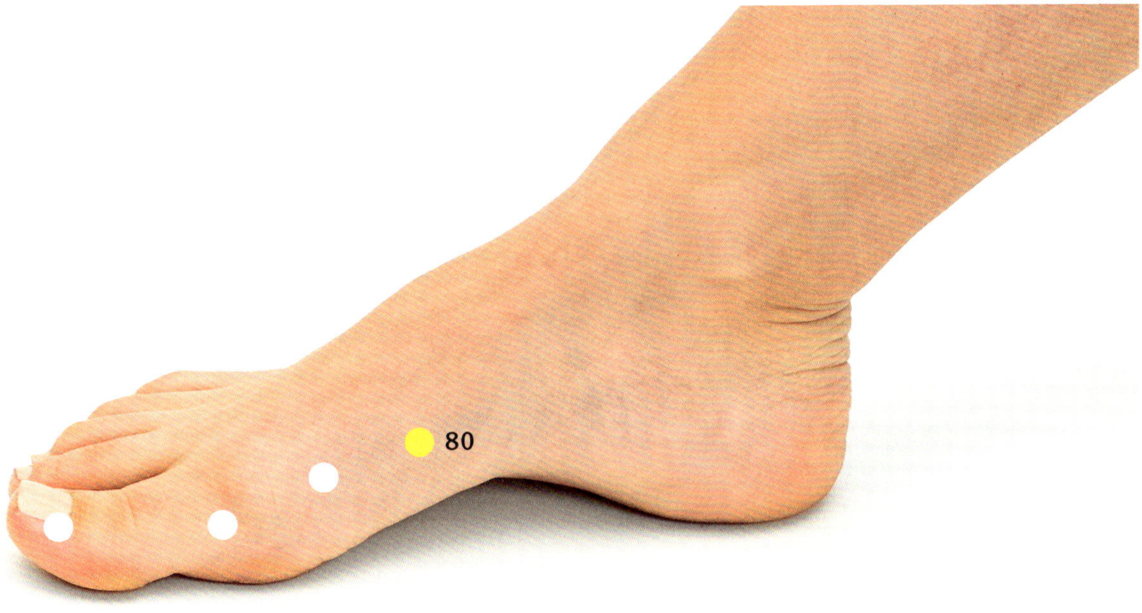
80

Akupressur-Punkte für die Rückenmassage

Die folgenden Akupressur-Punkte, die Punkte 81–94 des Blasenmeridians, liegen alle auf dem Rücken, seitlich der Wirbelsäule. Unter diesen Punkten gibt es keine Quell- und Schleusenpunkte (Seite 106), vielmehr sind diese Punkte Zuordnungspunkte für einzelne Organe oder Verbindungspunkte zu vielen Meridianen, wie Sie den Namen der Punkte entnehmen können.

Es empfiehlt sich, da über diese Punkte viele Organe und die dazugehörigen Meridiane indirekt angesprochen werden können, diese Akupressur-Punkte durch eine sanfte Rückenmassage zu stimulieren. Beschwerden oder Schmerzen an einer bestimmten Stelle des Rückens weisen darauf hin, in welchem Meridian oder Organ Blockierungen vorliegen. Trifft dies zum Beispiel an der Stelle des 88. Punktes zu, können Sie davon ausgehen, dass der Lebermeridian behandlungsbedürftig ist.

An der Wirbelsäule liegen alle wichtigen Nervenzentren beider Nervensysteme, des zentralen und des autonomen (Parasympathikus und Sympathikus), sowie die Wurzeln der Chakren, die durch die Massage gleich mitbehandelt werden. Noch dazu auf angenehmste Weise, denn wer lässt sich nicht gern mit einer sanften Rückenmassage verwöhnen, in dem Bewusstsein, zur selben Zeit etwas für seine Gesundheit und sein Energiebild zu tun.

Rückenmassage – eine Anleitung

Bitte achten Sie darauf, dass Sie sanft und rücksichtsvoll massiert werden, denn ich halte harte Massagen für unnütz, schädlich und unangenehm. Man kann keine Blockaden, die sich über lange Zeiträume wie Monate oder Jahre durch Spannungen aufgebaut haben und sich häufig in der Rückenmuskulatur manifestieren, gewaltsam lösen, sondern nur mit Geduld und Liebe.

- Sie, oder der zu Behandelnde, legen sich also auf eine mittelharte Unterlage. Achten Sie bitte darauf, dass die Liege oder der Tisch entsprechend hoch ist, so dass der Behandler entspannt arbeiten kann.
- Das Zimmer ist wohltemperiert, für die, die es mögen, brennen Räucherstäbchen und eine Kerze. Legen Sie Entspannungsmusik auf.
- Dann beginnen Sie die Stellen, die Sie massieren werden, mit einem wohlriechenden Massageöl einzureiben und mit sanften Kreisbewegungen von innen nach außen, jeden Punkt bis zu 2 Minuten zu massieren.
- Wenn Sie unten, bei Punkt 94 angekommen sind, beginnen Sie die Energie von der Körpermitte nach außen hin wegzustreichen. Achten Sie bitte auf den Energiefluss und streichen Sie die Energie von oben nach unten und nicht umgekehrt aus.
- Nach der Massage empfiehlt es sich, zugedeckt liegen zu bleiben, später oder vorher kann auch ein Vollbad genommen werden.

Damit Sie die einzelnen Punkte des Blasenmeridians leicht finden, ist auf der rechten Seite die Wirbelsäule abgebildet. Sie besteht aus 7 Halswirbeln (HW, der 1. HW ist der »Atlas«, der 2. HW heißt »Axis«), 12 Brustwirbeln (BW), 5 Lendenwirbeln (LW), 5 Kreuzbeinwirbeln (KW) und 5 Steißbeinwirbeln, die zum Steißbein verschmolzen sind. An dem 7. Halswirbel, auch »Prominens« genannt, der etwas hervorsteht, kann man sich zum Auffinden der Punkte gut orientieren.

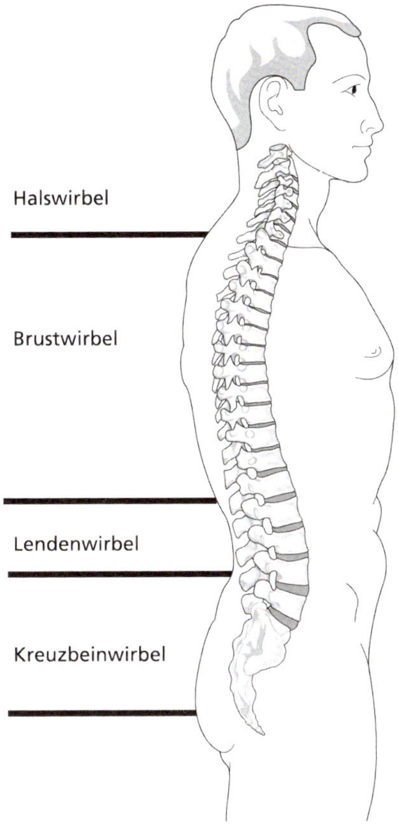
Halswirbel
Brustwirbel
Lendenwirbel
Kreuzbeinwirbel

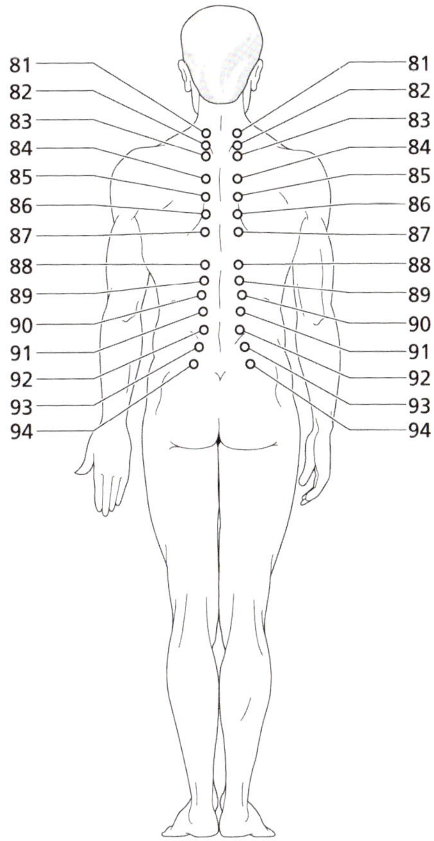
81
82
83
84
85
86
87
88
89
90
91
92
93
94

81. Punkt

Name: Großes Webschiffchen

Meridian: Blasenmeridian (Bl 11)

Lage: am unteren Rand des ersten Brustwirbels – 1 Cun seitlich der Mittellinie

Indikationen: Migräne, Bronchitis, Keuchhusten, Brustfellentzündung, Schmerzen und Verspannungen in den Schultern und am Hinterkopf, Winderkrankungen

Besonderheit: Verbindungen zum Dreifach-Erwärmer-Meridian, Dünndarm-, Gallenblasen-, Dickdarmmeridian und Lenkergefäß, Meisterpunkt der Knochen

Chakra: Kehl-Chakra

Technik: In sanften Kreisbewegungen, von innen nach außen, bis zu 2 Minuten massieren oder eine komplette, sanfte Rückenmassage, die diesen Punkt mit einschließt.

82. Punkt

Name: Tor des Windes

Meridian: Blasenmeridian (Bl 12)

Lage: am unteren Rand des zweiten Brustwirbels – 1 Cun seitlich der Mittellinie

Indikationen: Asthma, bedingt durch Herzerkrankung, sowie Bronchialasthma, Lungenblähung, Luftröhrenentzündung, Muskelverhärtung

Technik: In sanften Kreisbewegungen, von innen nach außen, bis zu 2 Minuten massieren oder eine komplette, sanfte Rückenmassage, die diesen Punkt mit einschließt.

83. Punkt

Name: Verbindungspunkt zum Lungenmeridian

Meridian: Blasenmeridian (Bl 13)

Lage: am unteren Rand des dritten Brustwirbels – 1 Cun seitlich der Mittellinie

Indikationen: Heiserkeit, Keuchhusten, asthmatische Atmung, Blutarmut, Akne, Schlaflosigkeit

Technik: In sanften Kreisbewegungen, von innen nach außen, bis zu 2 Minuten massieren oder eine komplette, sanfte Rückenmassage, die diesen Punkt mit einschließt.

84. Punkt

Name: Verbindungspunkt zum Kreislaufmeridian

Meridian: Blasenmeridian (Bl 14)

Lage: am unteren Rand des vierten Brustwirbels – 1 Cun seitlich der Mittellinie

Indikationen: Angina pectoris, Atemstörungen, Schwindel, man zuckt schnell zusammen, Furcht vor Erröten

Technik: In sanften Kreisbewegungen, von innen nach außen, bis zu 2 Minuten massieren oder eine komplette, sanfte Rückenmassage, die diesen Punkt mit einschließt.

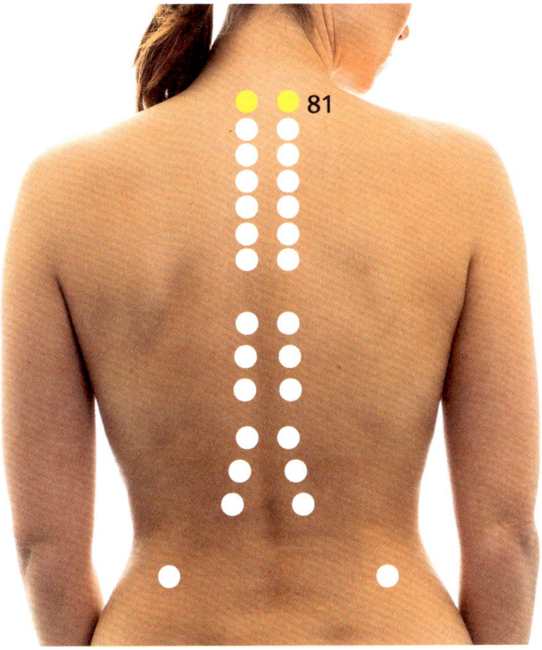
81

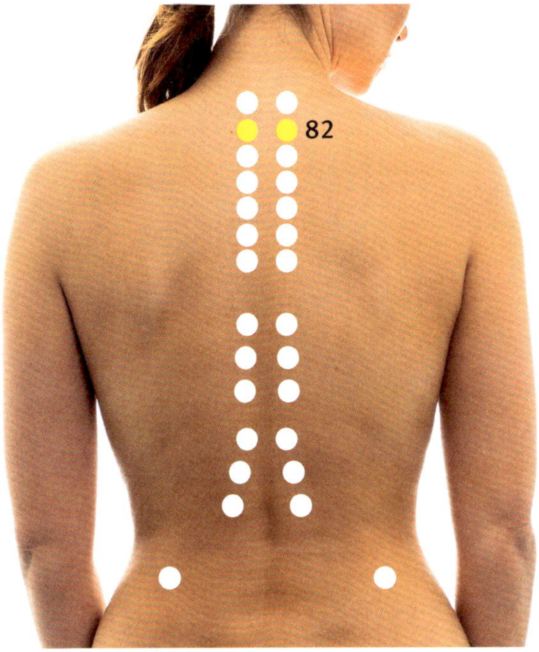
82

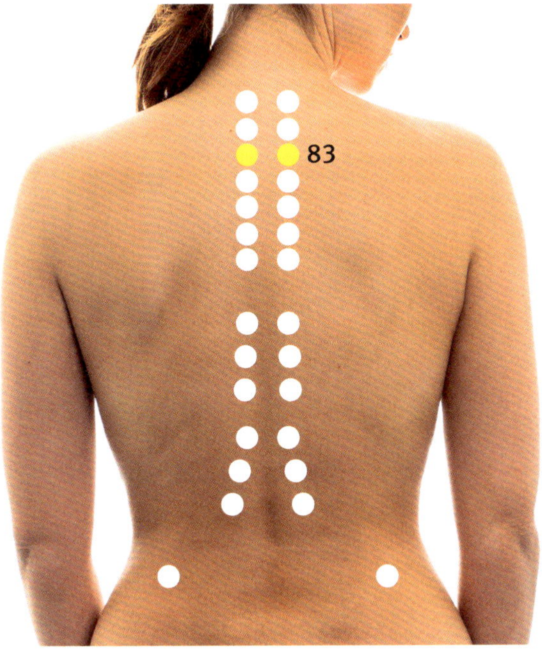
83

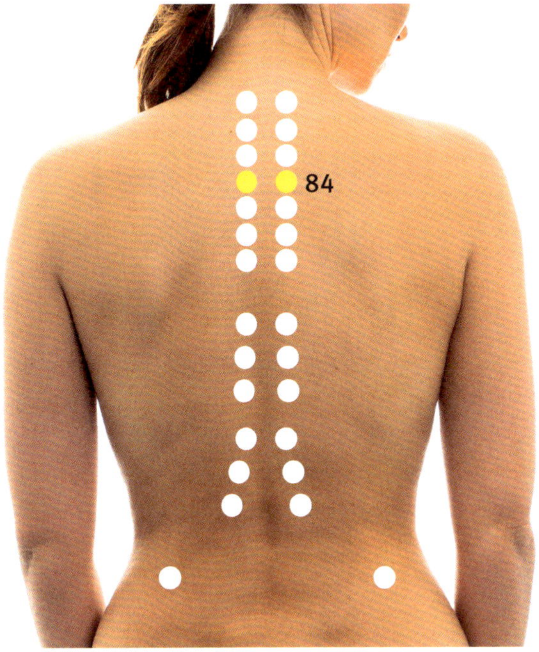
84

85. Punkt

Name: Zustimmungspunkt des Herzens

Meridian: Blasenmeridian (Bl 15)

Lage: am unteren Rand des fünften Brustwirbels – 1 Cun seitlich der Mittellinie

Indikationen: Brechreiz, Übelkeit, Völlegefühl, Schlaflosigkeit, Appetitlosigkeit, besonders in der Pubertät, gestörte Schilddrüsenfunktion, schlechte Laune, Atemstörungen

Besonderheit: Wirkt sich positiv auf die Psyche aus und regt die Yang-Kräfte an!

Chakra: Herz-Chakra

Technik: In sanften Kreisbewegungen, von innen nach außen, bis zu 2 Minuten massieren oder eine komplette, sanfte Rückenmassage, die diesen Punkt mit einschließt.

86. Punkt

Name: Zustimmungspunkt des Lenkergefäßes

Meridian: Blasenmeridian (Bl 16)

Lage: am unteren Rand des sechsten Brustwirbels – 1 Cun seitlich der Mittellinie

Indikationen: labile Psyche, Impotenz, Frigidität, Muskelverhärtung, Wetterfühligkeit, Entzündung an der Hirnhaut, Durchfall wegen Lebensmittelvergiftung

Technik: In sanften Kreisbewegungen, von innen nach außen, bis zu 2 Minuten massieren oder eine komplette, sanfte Rückenmassage, die diesen Punkt mit einschließt.

87. Punkt

Name: Zustimmungspunkt des Zwerchfells

Meridian: Blasenmeridian (Bl 17)

Lage: am unteren Rand des siebten Brustwirbels – 1 Cun seitlich der Mittellinie

Indikationen: Brustfellentzündung, Herzdruck, Angstneurosen, Lungenblähung, Flachatmung, Dyshidrose

Technik: In sanften Kreisbewegungen, von innen nach außen, bis zu 2 Minuten massieren oder eine komplette, sanfte Rückenmassage, die diesen Punkt mit einschließt.

88. Punkt

Name: Zustimmungspunkt der Leber

Meridian: Blasenmeridian (Bl 18)

Lage: am unteren Rand des neunten Brustwirbels – 1 Cun seitlich der Mittellinie

Indikationen: Spannungsgefühl im Unterleib, Ausfluss in der Vagina, Augenschwäche, kein Appetit, Gallenkoliken, Impotenz

Technik: In sanften Kreisbewegungen, von innen nach außen, bis zu 2 Minuten massieren oder eine komplette, sanfte Rückenmassage, die diesen Punkt mit einschließt.

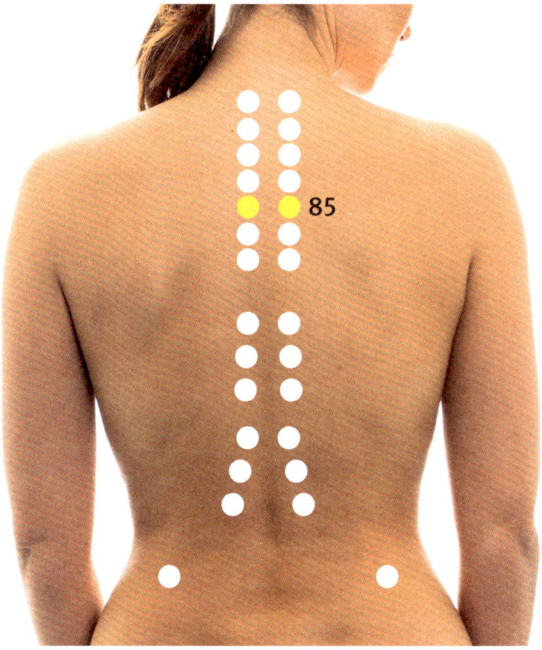
85

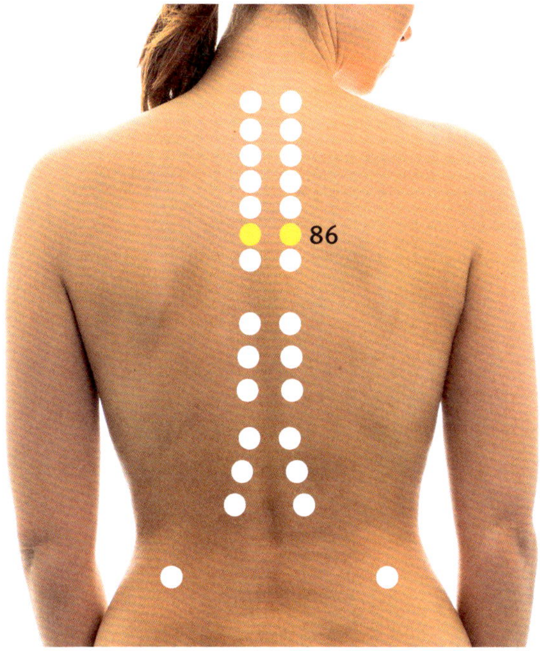
86

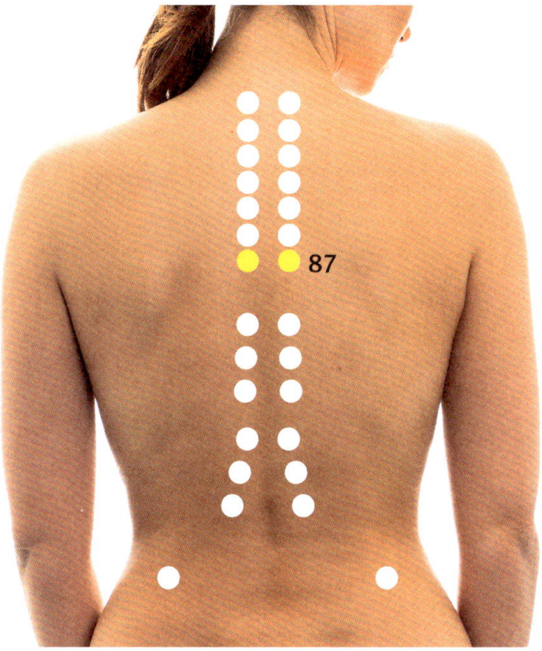
87

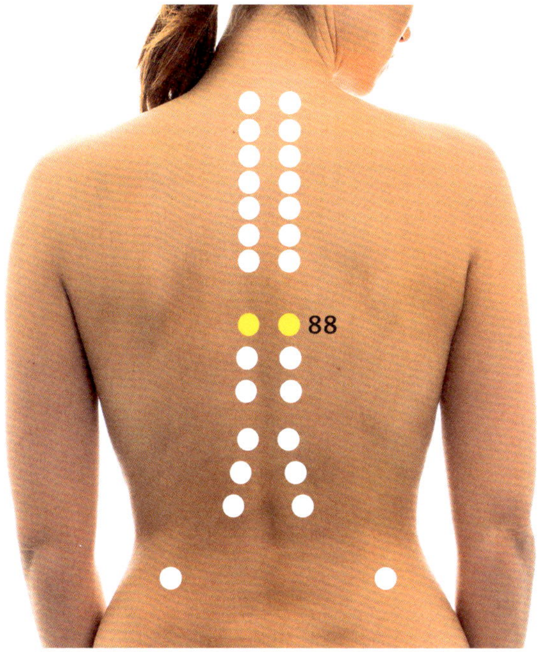
88

89. Punkt

Name: Zustimmungspunkt der Gallenblase

Meridian: Blasenmeridian (Bl 19)

Lage: am unteren Rand des zehnten Brustwirbels – 1 Cun seitlich der Mittellinie

Indikationen: Albträume, wenig Energie, kein Schwung, ängstlich, leicht schreckhaft, Magenschleimhautentzündung, Bauchkrämpfe, Entzündung der Gallenblase

Technik: In sanften Kreisbewegungen, von innen nach außen, bis zu 2 Minuten massieren oder eine komplette, sanfte Rückenmassage, die diesen Punkt mit einschließt.

90. Punkt

Name: Zustimmungspunkt der Milz

Meridian: Blasenmeridian (Bl 20)

Lage: am unteren Rand des elften Brustwirbels – 1½ Cun seitlich der Mittellinie

Indikationen: Magersucht, Brechreiz, schlechte Verdauung, Magenschleimhautentzündung.

Technik: In sanften Kreisbewegungen, von innen nach außen, bis zu 2 Minuten massieren oder eine komplette, sanfte Rückenmassage, die diesen Punkt mit einschließt.

91. Punkt

Name: Zustimmungspunkt des Magens

Meridian: Blasenmeridian (Bl 21)

Lage: am unteren Rand des zwölften Brustwirbels – 1½ Cun seitlich der Mittellinie

Indikationen: Magengeschwür, Druckschmerz im Magen, Mangel an Magensaft, Depressionen, Aufstoßen, Durchfall, Blähungen, Kopfschmerzen, kein Appetit, Krämpfe in der Herzgegend

Technik: In sanften Kreisbewegungen von innen nach außen, bis zu 2 Minuten massieren oder eine komplette, sanfte Rückenmassage, die diesen Punkt mit einschließt.

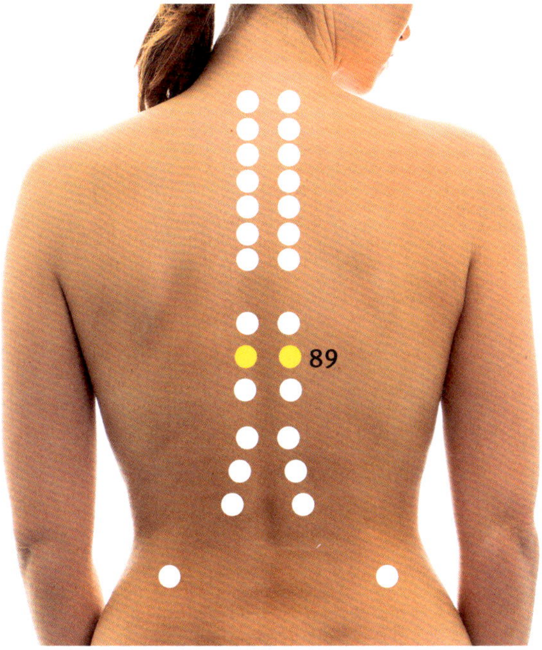
89

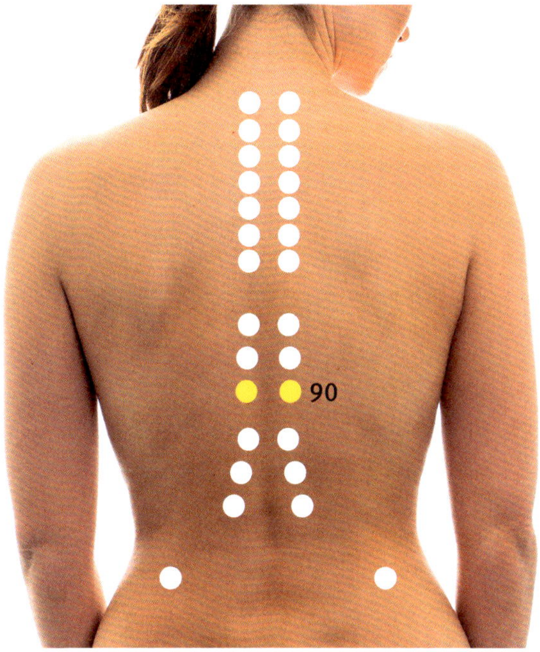
90

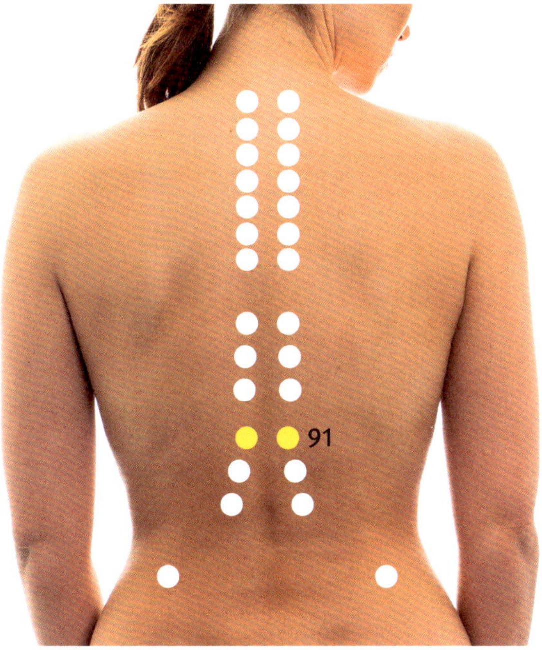
91

92. Punkt

Name: Zustimmungspunkt zum Dreifach-Erwärmer-Meridian

Meridian: Blasenmeridian (Bl 22)

Lage: am unteren Rand des ersten Lendenwirbels – 1½ Cun seitlich der Mittellinie

Indikationen: Atemstörungen oder asthmatisches Atmen, Beschwerden beim Harnlassen, Verstopfung oder Durchfall, Halsentzündung, Nervenschwäche, Kopfschmerzen, Ohnmacht aus Kreislaufschwäche, Kälteempfindlichkeit, Beschwerden aus Gründen der Feuchtigkeit, psychische Labilität

Technik: In sanften Kreisbewegungen, von innen nach außen, bis zu 2 Minuten massieren oder eine komplette, sanfte Rückenmassage, die diesen Punkt mit einschließt.

93. Punkt

Name: Zustimmungspunkt der Niere

Meridian: Blasenmeridian (Bl 23)

Lage: am unteren Rand des zweiten Lendenwirbels – 2 Cun seitlich der Mittellinie

Indikationen: Schmerzen und Beschwerden im Kreuz, Unvermögen, Harn zu halten, Schwerhörigkeit, Nierensteine, Nierenbeckenentzündung, Kreislaufstörungen, Muskelverspannung und Schwierigkeiten oder Unvermögen, einen Orgasmus zu bekommen, vorzeitiger Samenerguss (Ejaculatio praecox)

Chakra: Solar-Plexus-Chakra

Technik: In sanften Kreisbewegungen, von innen nach außen, bis zu 2 Minuten massieren oder eine komplette, sanfte Rückenmassage, die diesen Punkt mit einschließt.

94. Punkt

Name: Sitz der Willenskraft

Meridian: Blasenmeridian (Bl 52)

Lage: am unteren Rand des zweiten Lendenwirbels – 4 Cun seitlich der Mittellinie

Indikationen: Kraftlosigkeit, psychische Labilität, Willensschwäche, übersensibel, schlechte Laune, antriebslos, Hexenschuss, Nierenentzündung, Ischias-Beschwerden, Beschwerden am Muttermund (Uterus), Muskelschmerzen, Samenerguss im Schlaf, unwillkürlicher Samenausfluss, Impotenz

Technik: In sanften Kreisbewegungen, von innen nach außen, bis zu 2 Minuten massieren oder eine komplette, sanfte Rückenmassage, die diesen Punkt mit einschließt.

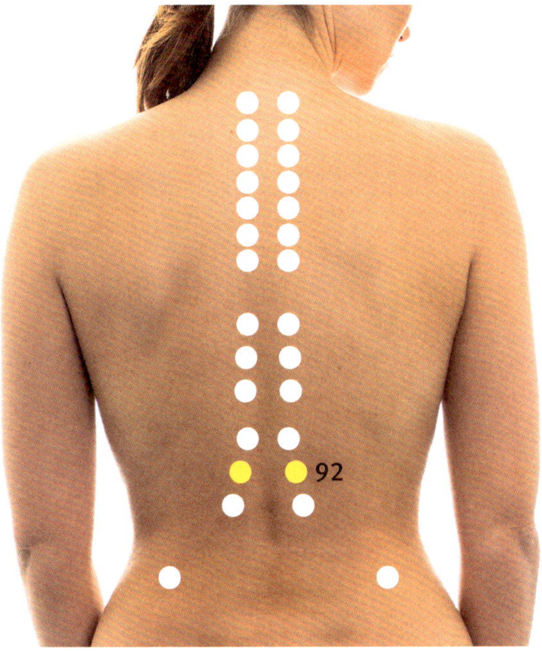
92

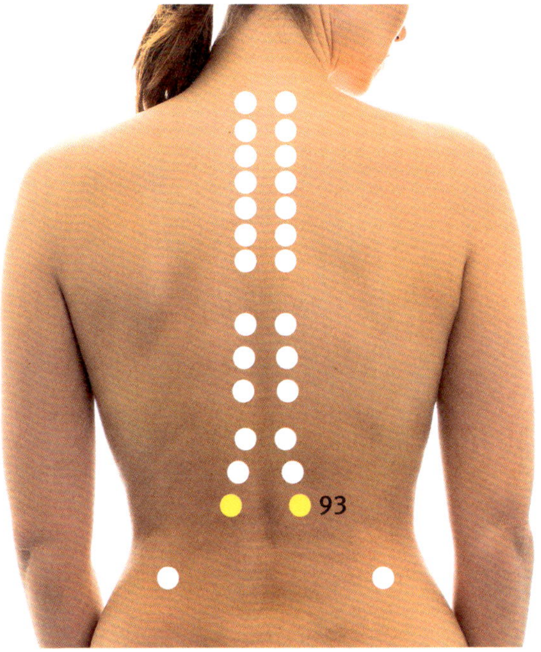
93

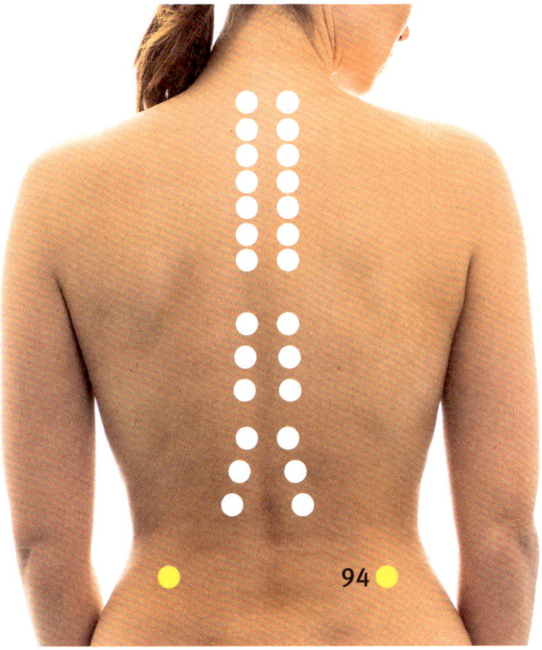
94

Superpunkte und Spezialpunkte

Unter den angegebenen Akupressur-Punkten gibt es einige Spezialpunkte, die das energetische Geschehen maßgeblich beeinflussen. Dazu gehören die Superpunkte, die Quellpunkte und die Schleusenpunkte.

Superpunkte

Es gibt 9 Superpunkte, die ein großes Wirkungsspektrum haben und bei vielen Beschwerden eingesetzt werden können. Einzelne Meridiane haben mehrere Superpunkte (Leber- und Lungenmeridian), auf anderen Meridianen (Blasen-, Nierenmeridian, Milz-Pankreas-Meridian u. a.) liegen keine dieser umfassenden Behandlungspunkte.

Sie können folgende Superpunkte behandeln:
Punkt 7 – Lenkergefäß
Punkt 12 – Konzeptionsgefäß
Punkte 19, 21 – Lungenmeridian
Punkt 34 – Dickdarmmeridian
Punkt 50 – Kreislaufmeridian
Punkte 64, 65 – Lebermeridian
Punkt 73 – Magenmeridian

Quellpunkte und Schleusenpunkte

Für jeden Hauptmeridian gibt es spezielle Punkte, durch die bestimmte energetische Zustände gezielt behandelt werden können. Hierzu gehören auch die Quellpunkte und die Schleusenpunkte. Jeder Hauptmeridian hat jeweils einen Quell- und einen Schleusenpunkt.

In den Quellpunkten sammelt sich die Energie des ergänzenden Meridians (= Bruder- oder Schwestermeridian), die Schleusenpunkte führen die Energie in den jeweils ergänzenden Meridian ein.

Durch die Behandlung der Quell- und Schleusenpunkte können Sie die energetischen Zustände in einem Meridianpaar gezielt ausgleichen. Allerdings sollten Sie sich davon überzeugen, dass einer der beiden Meridiane energetisch überversorgt ist und die spezifischen Fülle-Symptome aufweist. Erst dann können Sie aus dem »Quellpunkt-Meridian« Energie in den Bruder- oder Schwestermeridian umleiten, der energetisch im Defizit ist und auf dem der entsprechende Schleusenpunkt liegt.

Durch die Akupressur der Quellpunkte und der Schleusenpunkte können Sie auch energetische Ungleichgewichte im psychischen Bereich behandeln. So stehen z. B. bei zu viel Energie im Lebermeridian Gefühle von Wut und Zorn im Vordergrund. Der Gallenblasenmeridian, der ergänzende Meridian, hingegen sorgt für Entschlusskraft, Initiative und Geistesgegenwart. Über die Quell- und Schleusenpunkte kann die Energie aus dem Lebermeridian in den Gallenblasenmeridian umgeleitet und auf die psychischen Befindlichkeiten positiv eingewirkt werden. Nicht mehr die Wut steht im Vordergrund, sondern die Entschlusskraft. Die Fähigkeit, präsent zu sein, kann so gefördert werden. In diesem Fall behandeln Sie den Quellpunkt des Lebermeridians, den Punkt 65 und den Schleusenpunkt des Gallenblasenmeridians, den Punkt 69.

Wenn Sie die Schleusen- und die Quellpunkte behandeln wollen, empfiehlt es sich, zuvor durch Klopfen des Punktes 16 das Qi anzuregen. Die in der Tabelle aufgeführten Akupressur-Punkte sind Schleusen- und Quellpunkte und eignen sich zur Behandlung energetischer Ungleichgewichte in den angegebenen Meridianen.

Schleusen- und Quellpunkte

Schleusenpunkte – zur Behandlung der Leere-Symptome des betreffenden Meridians	**Quellpunkte – zur Behandlung der Fülle-Symptome des betreffenden Meridians**
Punkt 21 – Lungenmeridian	Punkt 34 – Dickdarm-Meridian
Punkt 36 – Dickdarmmeridian	Punkt 20 – Lungenmeridian
Punkt 38 – Herzmeridian	Punkt 45 – Dünndarmmeridian
Punkt 47 – Dünndarmmeridian	Punkt 39 – Herzmeridian
Punkt 50 – Kreislaufmeridian	Punkt 25 – Dreifach-Erwärmer-Meridian
Punkt 26 – Dreifach-Erwärmer-Meridian	Punkt 51 – Kreislaufmeridian
Punkt 54 – Blasenmeridian	Punkt 59 – Nierenmeridian
Punkt 60 – Nierenmeridian	Punkt 56 – Blasenmeridian
Punkt 69 – Gallenblasenmeridian	Punkt 65 – Lebermeridian
Punkt 66 – Lebermeridian	Punkt 70 – Gallenblasenmeridian
Punkt 80 – Milz-Pankreas-Meridian	Punkt 75 – Magenmeridian
Punkt 74 – Magenmeridian	Punkt 79 – Milz-Pankreas-Meridian

Verbindungspunkte der Paarmeridiane

Wenn Sie unabhängig von den Leere- oder Fülle-Symptomen Verbindungen zwischen den Meridianen eines Meridianpaares herstellen wollen, können Sie folgende Verbindungspunkte akupressieren:

Punkt 22 – Dreifach-Erwärmer-Meridian mit Punkt 53 – Kreislaufmeridian
Punkt 33 – Dickdarmmeridian mit Punkt 19 – Lungenmeridian
Punkt 41 – Herzmeridian mit Punkt 42 – Dünndarmmeridian
Punkt 57 – Blasenmeridian mit Punkt 58 – Nierenmeridian
Punkt 63 – Lebermeridian mit Punkt 72 – Gallenblasenmeridian
Punkt 76 – Magenmeridian mit Punkt 77 – Milz-Pankreas-Meridian

Punkte am Handgelenk

Die drei Meridiane, die im Handgelenk verlaufen, können Sie durch Akupressur der folgenden Punkte zusammen anregen:

Punkt 20 – Lungenmeridian
Punkt 39 – Herzmeridian
Punkt 51 – Kreislaufmeridian

Verbindungspunkte zu mehreren Meridianen

Punkt	Meridian-Verbindung zu anderen Meridianen
Punkt 10	Konzeptionsgefäß, Leber-, Blasen- und Nierenmeridian, Milz-Pankreas-Meridian
Punkt 11	Konzeptionsgefäß, Leber-, Nieren- und Dünndarmmeridian, Milz-Pankreas-Meridian
Punkt 13	Konzeptionsgefäß, Kreislauf- und Nierenmeridian
Punkt 16	Konzeptionsgefäß, Lungen-, Dickdarm-, Herz-, Dünndarm-, Nieren-, Leber-, Kreislaufmeridian, Dreifach-Erwärmer- und Milz-Pankreas-Meridian
Punkt 17	Konzeptionsgefäß, Magen-, Dickdarmmeridian, Lenkergefäß
Punkt 27	Dreifach-Erwärmer-Meridian, Gallenblasen- und Dünndarmmeridian, Lenkergefäß
Punkt 29	Dreifach-Erwärmer-Meridian, Blasen- und Gallenblasenmeridian
Punkt 30	Dreifach-Erwärmer-Meridian, Gallenblasen- und Dünndarmmeridian
Punkt 31	Dreifach-Erwärmer-, Gallenblasen- und Dünndarmmeridian
Punkt 49	Dünndarmmeridian, Blasen-, Gallenblasen- und Dreifach-Erwärmer-Meridian
Punkt 67	Gallenblasenmeridian, Magen-, Dickdarm- und Dünndarmmeridian, Dreifach-Erwärmer-Meridian
Punkt 68	Gallenblasenmeridian, Magen-, Dickdarm- und Dünndarmmeridian

Wie Meridiane und Chakren uns beeinflussen

Durch Akupressieren der Punkte steigern Sie Ihr Wohlbefinden und Ihr Allgemeinbefinden, denn Sie behandeln zugleich die Meridiane und Chakren und sorgen somit auf mehreren Ebenen für einen Ausgleich der Energien.

Meridiane – ein Netzwerk von Energieleitbahnen

» *Jeder Mensch ist ausreichend mit Energie versorgt, sie muss nur in die richtigen Bahnen gelenkt werden.* «

Maitri Hillebrecht

Jeder Meridian wird in diesem Kapitel zunächst in seinem Verlauf sowie in seinen Aufgaben, die er im körperlichen und psychischen Bereich wahrnimmt, vorgestellt. Daran anschließend werden die einzelnen Symptome benannt, die sich zeigen, wenn die Energie in diesem Meridian nicht ausgeglichen ist. Haben Sie zu viel Energie in dem Meridian, leiden Sie an »Fülle-Symptomen«, ist in dem Meridian zu wenig Energie, zeigen sich die speziellen »Leere-Symptome«.

Jeder der 12 Hauptmeridiane – ausgenommen sind die 2 Hauptgefäße – hat einen ergänzenden Meridian, einen Bruder- oder Schwestermeridian. Beide gehören zu demselben Element (Wasser, Metall, Erde, Feuer, Holz), haben jedoch unterschiedliche Energiequalitäten. Entsprechend den Yin- und Yang-Kräften ist ein Meridian der Yang-Meridian, der ergänzende Meridian der Yin-Meridian (s. Tabelle, Seite 110).

Da sich das Meridianpaar in den Elementen gleicht, finden sich nur bei einem Meridian die für das Element typischen Entsprechungen. Jedem Element werden so zugeordnet: Gewebe, Sekret, Sinnesorgan, Geschmack, Jahreszeit, Himmelsrichtung, Klima, Gefühle und Farbe. Die Aufstellung soll Sie bei der Entdeckung Ihrer energetischen Entsprechungen unterstützen.

Weiterhin habe ich nach Krämer jedem Meridian die entsprechende Bachblüte zugeordnet. Bachblüten – eine Therapie, die auf den englischen Mediziner Edward Bach zurückgeht – können helfen, ein energetisches Ungleichgewicht wieder in ein Gleichgewicht zu bringen. Aus eigener Erfahrung und durch die Erkenntnisse von Dietmar Krämer weiß ich, dass Bachblüten auf die Meridiane einwirken. Bachblüten sind zur Einnahme bestimmt und helfen auf mentaler Ebene beim Gesundungs- oder Heilungsprozess entscheidend, und zwar auf eine sehr leichte und angenehme Art. Es gibt eine große Auswahl an guter Literatur über Bachblüten und es kann durchaus hilfreich sein, wenn man neben der Einnahme derselben sich seinen Gemütszustand oder derzeitigen Entwicklungsprozess durch das Lesen darüber bewusst macht.

Der Meridianuhr (Seite 111) können Sie entnehmen, zu welchen Zeiten die einzelnen Meridiane energetisch versorgt werden. Treten Ihre Beschwerden zu einer bestimmten Zeit auf, können Sie anhand der Grafik überprüfen, mit welchem Meridian Ihre Beschwerden in Verbindung stehen könnten. Zwischen der Maximum- und der Minimumzeit liegen immer 12 Stunden.

Abschließend habe ich, damit Sie die Akupressur-Behandlung auf der mentalen Ebene begleiten können, für jeden Meridian Affirmationen aufgeführt. Affirmationen sind positive Merksätze, die über ihren autosuggestiven Charakter direkt auf unsere seelische und geistige Verfassung Einfluss nehmen können. Wichtig ist, dass Affirmationen keine negativen oder negierenden Formulierungen beinhalten dürfen. Auch wenn sich die

Yin- und Yang-Meridiane

Yin-Meridiane	Yang-Meridiane
Herzmeridian	Dünndarmmeridian
Nierenmeridian	Blasenmeridian
Kreislaufmeridian	Dreifach-Erwärmer-Meridian
Lebermeridian	Gallenblasenmeridian
Lungenmeridian	Dickdarmmeridian
Milz-Pankreas-Meridian	Magenmeridian
Konzeptionsgefäß	Lenkergefäß

Akupressur direkt auf unser physisches und psychisches Wohlbefinden auswirkt, kann jede weitere Unterstützung zum Heilerfolg beitragen. Affirmationen können uns aus den negativen Lebenseinstellungen herausführen und lassen uns dem Leben, wie es sich zeigen will, positiv begegnen. Integrieren Sie diese positiven Grundsätze in Ihr tägliches Leben, und wiederholen Sie diese Affirmationen mehrmals. Auch dadurch erfahren Sie, dass Energien mehr in Fluss kommen und Neues entstehen kann.

Der Geist im Körper

Akupressieren der Punkte steigert das Wohlbefinden, da der Energiefluss in den Meridianen stimuliert und ausgeglichen wird. Die Meridiane haben unter anderem die Aufgabe, den Organen Vitalenergie zuzuführen. Sollte Ihnen ein Organ operativ entfernt worden sein, können Sie mit Akupressur zumindest seine energetische Wirkung aufrechterhalten.

Jeder Meridian hat seine eigene Entsprechung zu Gefühlsregungen, Himmelsrichtung, Farbe, Geschmacksrichtung, Chakra, Klima, Element, Maximal- und Minimalzeit, Musik, Bachblüten und Sternzeichen. Dass lässt ahnen, in welchem Spektrum Akupressur- und Meridianbehandlungen wirken können.

Meridiane und Chakren sind ein Kommunikationsmittel des Geistes durch den Körper. Und den Geist durch den Körper zu sehen, bedeutet auch, Krankheit als Wink einer seelischen Störung zu begreifen. So wird aus dem üblen Laster »Krankheit« eine Aufforderung, uns mehr um uns selbst zu kümmern, uns mehr Aufmerksamkeit, Zeit und Liebe zu schenken und nach innen zu hören. Meiner Erfahrung nach entstehen Krankheiten zuerst im mentalen oder geistig/seelischen Bereich und manifestieren sich später im physischen Körper, falls nicht vorher Heilung bzw. Berichtigung des Irrtums eintritt. Oft tritt in dem Moment, in dem sich unsere Perspektive oder Sichtweise ändert, bereits Heilung ein. Ganzheitliche Heilung schließt immer das gesamte Umfeld ein und begrenzt sich nicht auf das Verschwinden von Symptomen.

Das Sowohl-als-auch-Prinzip

Viele Menschen nehmen den Geist und die Seele als etwas Unfassbares, Ungreifbares, das außerhalb des Körpers existiert. Das Gegenteil ist der Fall. Die Seele, der Geist, das Mentale haben ihren Sitz innerhalb des Körpers. Die Seele hat in ihm ihren Ankerpunkt, er ist ihr Tempel in der jeweiligen Inkarnation und alle Energiekörper bzw. Chakren strahlen von ihren Zentren nach außen.

Die Verbindung der äußeren Chakren mit den inneren Meridianen zeigt uns, dass innen und außen, außen und innen eins sind und dass die Qi-Energie von innen nach außen fließt und verteilt wird. Es kann nicht oft genug betont

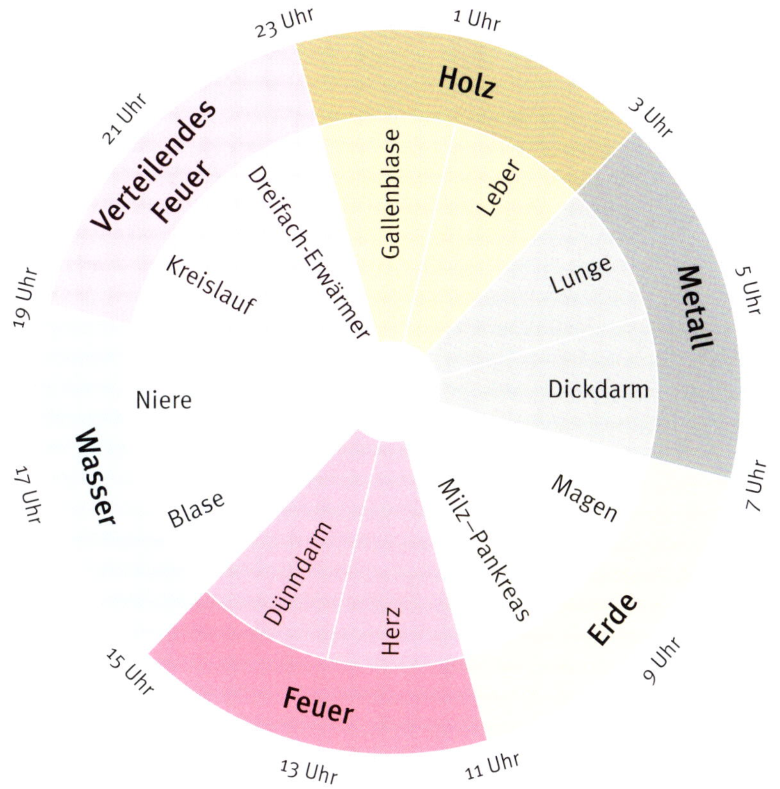

Die Meridianuhr

werden, dass die Chakren Träger des Geistes im Körper sind. Mentale und geistige Energie haben Laufbahnen im physischen Körper und fließen in ständigem unaufhörlichem Fluss an der Hautoberfläche entlang. Stellen Sie sich ein Netzwerk von Energie vor, das wie ein Stromkreislauf funktioniert und unsere körperlichen und psychischen Qualitäten trägt und verteilt.

Die Meridiane sind sowohl Träger der Vitalenergie für die Organe als auch Träger der psychischen Energie, wie zum Beispiel Angst, Traurigkeit, Wut und Eifersucht, aber auch Mitgefühl, Lebensfreude, Verantwortung, Lachen und Taktgefühl. Im Falle eines Fülle-Symptoms ist ein Überdruck an Energie vorhanden, der Unterdruck (Gegenteil) tritt ein, wenn Leere-Symptome angezeigt sind. Die Verbindungs- bzw. Quell- und Schleusenpunkte geben uns die Möglichkeit, diesen Druck zu nivellieren und auszugleichen.

Ihr Gemütszustand wird sich durch das reine Behandeln der Punkte und Meridiane verbessern, unabhängig davon, ob Sie sich darüber bewusst sind oder nicht. Punkte wie »der göttliche Gleichmut« (73. Punkt, Seite 88) oder »Freude des Lebens« (37. Punkt, Seite 58) wirken immer stimmungsaufhellend. Aber noch eine andere Wirkung wird ausgelöst. Wir können mit Akupressur und Meridianbehandlung gezielt unsere Emotionen und Schattenseiten ausgleichen.

Ausgleich der Energien

Ein großes Heilungspotenzial auf allen Ebenen erschließt sich und in Übereinstimmung mit unserer eigenen Bereitschaft, die Krankheit loszulassen, zu gesunden und daran zu wachsen, werden neben den körperlichen Beschwerden auch automatisch die psychischen geheilt.

Beispiel Der Lebermeridian ist mit der Gefühlsregung Zorn oder Wut verknüpft. Menschen, deren Leber überbelastet ist, sind meistens cholerische oder zornige Menschen, die zu Wutausbrüchen neigen. Dies ist gar nicht mal so negativ, denn immerhin ist es gesünder, seinem Unmut Ausdruck zu verleihen, als diese Energie zu unterdrücken. Unterdrückte Aggression, die im Körper herumspukt, kann fürchterlichen Schaden anrichten und zu Rückenschmerzen, Alkoholismus, Krebs, Leberzirrhose, Magengeschwüren oder Herzinfarkt führen. Dies ist vergleichbar mit Überdruck, der sich nach innen wendet. Für das eigene Umfeld jedoch, sprich Familie, Freunden und Arbeitskollegen, sind solche Wutentladungen allerdings nicht besonders angenehm. Auch ist das Leben für einen cholerischen Menschen nicht leicht, da man sich selbst so nicht besonders mag und unter Umständen Dinge sagt oder tut, die man später bereut.

Wut als solche ist zunächst Energie, reine feurige Energie, die wie jede andere Art von Energie genutzt werden kann. Wie kann man sie nutzen? Es besteht die Möglichkeit, diesen Energieüberschuss auf einen Meridian umzuleiten, welcher Mangelerscheinungen hat, zum Beispiel auf den Brudermeridian Gallenblasenmeridian. Und nun geschieht etwas überaus Nützliches: Sie erfahren in diesem Moment einen Ausgleich Ihrer Emotionen, denn Sie sind in der Lage, die Energie mit zwei Punkten umzuleiten, die nun ihren Ausdruck in geistiger Bewusstheit, Wachheit, Entscheidungsfreudigkeit und Entspanntheit findet. So wird der gesamte Energiehaushalt ausgeglichen, und auch der psychische Überdruck gleicht sich aus. Es steht nicht mehr der Gedanke im Vordergrund: »Ich bin zornig, aber nicht in der Lage, eine Entscheidung zu treffen!« Sondern ändert sich in: »Ich bin sowohl zornig als auch in der Lage, eine Entscheidung diesbezüglich zu treffen!« Man fühlt sich nicht mehr cholerisch, traurig oder ängstlich, sondern ebenso mutig, entschlossen und bei voller geistiger Präsenz. Das führt uns in dem Gedanken der Dualität einen Schritt weiter.

Man ist folglich nicht mehr das Opfer seiner belastenden negativen Emotion, sondern wird zum Handelnden in eigener Sache. Wir brauchen uns nicht mehr mit diesen Emotionen zu identifizieren, sondern stellen fest, dass wir mehr sind als das.

Durch den Ausgleich des Drucks passiert auf molekularer Ebene eine entscheidende Veränderung. Der Mensch »erleuchtet« in dem Moment, wo der innere und äußere Druck auf ein gemeinsames Niveau kommt, das bedeutet, er wird sich vollkommen bewusst über sein gesamtes Dasein.

Sie können sich dies wie eine Nivellierung des Wassers über die Schleusen eines Kanals vorstellen, der dadurch schiffbar gemacht wird. In Beziehung dazu, wie Sie beginnen sich zu erlauben, das Glück Ihres Wesens ohne Schuld und Aggression zu umarmen, zu fühlen und zu sein, was Sie künstlich unten gehalten haben, werden alle Emotionen in die Lage kommen, an ihren natürlichen Platz hochzusteigen und sich ausgleichen.

Jeder Meridian, welcher sich in einem Fülle- oder Leere-Zustand befindet, hat auf alle unsere psychischen Zustände eine direkte körperliche und seelische Wirkung und steht damit in direktem Zusammenhang. Negative und kranke Haltungen haben ihre Wirkung auf unser Umfeld. Sobald sie gelöst sind, reagiert man verändert und bekommt automatisch sein Feedback. Man zieht deshalb andere Arten von Wesen an oder stößt sie ab, ein ganz anderes Gedankenbild entsteht, eine neue Persönlichkeit entwickelt sich. Die Schattenseiten des eigenen Wesens zu kennen heißt, ihnen den Schrecken zu nehmen. Sie können uns nicht mehr wie eine unabänderliche Energie besetzen und manipulieren, denn wir sind ihnen nicht mehr ausgeliefert, sondern wir beginnen, mit ihnen zu arbeiten und uns zu akzeptieren und kennenzulernen, wie wir sind.

Selbstverständlich geht es hier nicht nur darum, über die Quell- und Schleusenpunkte zu arbeiten und sich einzig auf diese Art von Behandlung zu stützen, die Behandlung eines jeden Punktes, Meridians oder Chakras ist immer auf allen Ebenen wirksam. Auch die Verbindungspunkte sind hilfreich und wer den Zyklus der Schöpfung kennt, ist sogar in der Lage, bereits weit vorangeschrittene schwere Krankheitsbilder mit der Zeit wieder in die richtige Ordnung zu bringen. Der Kreationszyklus ist der Erschaffungszyklus aus der Traditionellen Chinesischen Medizin mit den fünf Elementen Feuer, Erde, Metall, Wasser und Holz, die sich sowohl erzeugen als auch kontrollieren.

Sobald ein Meridian schwach wird und auf Dauer nicht behandelt wird, wird er versuchen, die fehlende Energie aus den anderen Meridianen zu ziehen. Wird dieser Prozess nicht richtiggestellt und keine Energie zugeführt, so schwächen nach und nach die anderen Meridiane ab, der energetische Organismus kippt um und der Zerstörungszyklus tritt ein. Diese Entwicklung ist vergleichbar mit einem Haus, in dem von einem Raum zum anderen das Licht ausfällt. Dies gilt für alle Meridiane im Sinne des Kreationszyklus. Alle Bruder- und Schwestermeridiane arbeiten ergänzend. Jeder Meridian besitzt positive und negative Qualitäten.

Die 12 Hauptmeridiane im Überblick

Auf den nachfolgenden Seiten finden Sie die psychischen Entsprechungen und Aufgaben der Meridiane. Dort werden Sie zunächst vorrangig die Schattenseiten antreffen. Lassen Sie sich dadurch nicht beirren, es geht darum, diese aufzuführen, um Ihnen einen Anhaltspunkt über Blockaden zu geben, und soll keinesfalls als Kritik, sondern als Hinweis verstanden werden. Sobald der Meridian wieder ausreichend mit Energie versorgt ist, können all seine Entsprechungen, die negativen Charakters sind, in positive umgewandelt werden. Zum Beispiel Nicht-loslassen-Können in Loslassen-Können, Angst in Mut, Gier in Großzügigkeit, Egoismus in Mitgefühl etc.

Der Lungenmeridian

Verlauf des Meridians

Der Lungenmeridian (Lu) beginnt 1½ Cun unter der Mitte des Schlüsselbeins und verläuft über die vordere Seite der Schulter und die Beugeseite des Oberarms zum Ellenbogen, über den Unterarm, Daumenballen und endet am Nagelwinkel des Daumens.

Physische Aufgabe des Meridians

Der Lungenmeridian ist zuständig für die Atmung und für Haut und Haare. Ist der Meridian im Defizit, sind Kummer und Depression die Folge.

Verlauf des Lungenmeridians

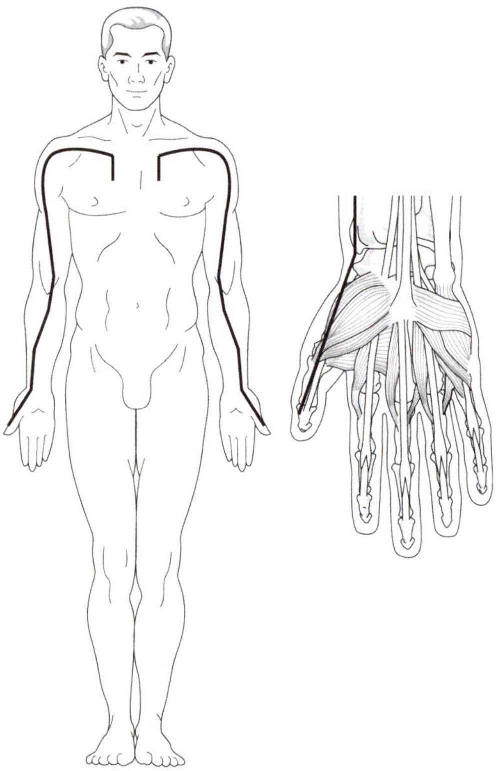

Psychische Entsprechung des Meridians

Leistungsfähigkeit, Leben annehmen und geben, Intuition, Atmung, Traurigkeit, Depressionen, Besorgnis, Angst um andere, Nicht-loslassen-Können, Egoismus, immer um die eigenen Interessen bemüht, manipulieren, Unbewusstheit, Selbstentfremdung, Erschaffen von Krankheiten, um Mitleid zu erzeugen, Weinerlichkeit

Fülle-Symptome

laute Stimme, rauer Atem, Asthma, Spannung im Brustkorb, Husten, Bronchitis, Verstopfung

Leere-Symptome

Mangel an Lebensenergie, wenig Ausdauer, Erschöpfung durch Überarbeitung, schwache Stimme, blasse Gesichtsfarbe, Kälteempfindlichkeit, Husten, Atemschwierigkeiten, Übergewicht durch Verstopfung

Affirmationen

Entsprechend den psychischen und energetischen Qualitäten können Sie den Lungenmeridian durch folgende Affirmationen mental unterstützen:

»Ich vermag die Fülle des Lebens in mich aufzunehmen. In Liebe lebe ich die Fülle des Lebens.«

»Ich nehme neue, intelligente Ideen auf. Dies ist ein neuer Augenblick.«

»Ich kann wieder frei atmen! Ich bin ein freier Mensch!«

»Ich bin ein freier Mensch und kann tun und lassen, was ich möchte.«

Lungenmeridian – auf einen Blick

Maximalzeit: 3–5 Uhr
Minimalzeit: 15–17 Uhr
Element: Metall (Äther)
Energiepol: Yin
Gewebe: Haut
Sekrete: Schleim
Sinnesorgan: Nase
Geschmack: bitter
Jahreszeit: Herbst (September, Oktober)
Himmelsrichtung: Westen
Klima: trocken
Gefühle: Kummer
Farbe: Weiß
Ergänzender Meridian: Dickdarmmeridian
Chakra: Kehl-Chakra
Bachblüte: Chicory
Sternzeichen: Skorpion

Der Dickdarmmeridian

Verlauf des Meridians
Der Dickdarmmeridian (Di) beginnt am daumenseitigen Nagelbett des Zeigefingers und verläuft über den Handrücken zum Handgelenk, weiter über Unter- und Oberarm, dann über die Schulter und den Hals, um den Mund herum und endet neben dem Nasenflügel.

Physische Aufgabe des Meridians
Der Dickdarmmeridian ist für die Umwandlung der Nahrung, für deren Zwischenspeicherung und die Weiterleitung ausscheidungsfähiger Schlacken zuständig. Ist der Meridian im Defizit, zeigen sich die Qualitäten als Gier und Unbewusstheit.

Verlauf des Dickdarmmeridians

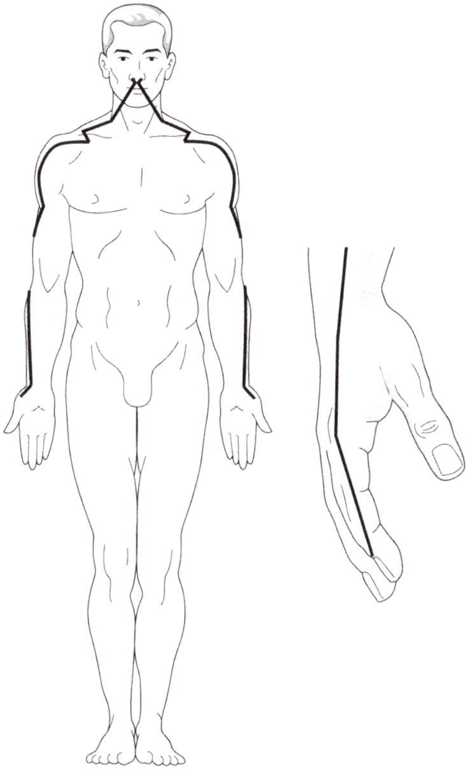

Psychische Entsprechung des Meridians
Großzügigkeit, Vertrauen, Bewusstheit, Gemeinschafts- und Familiensinn, Realitätsflucht, Realitätsfremdheit, Unbewusstheit, Verlustgefühle, Melancholie, Gemütsverstimmungen, Geiz, Gier, Depressionen, Kontakt mit der Außenwelt wird als lästig empfunden, man igelt sich ein, »die Welt ist schlecht, nur Träumen ist schön«, Angst, die Intuition zu verlieren, wenn man sich zu sehr mit der materiellen Welt beschäftigt, fehlende Integration in die normale Welt

Fülle-Symptome
ständige Unzufriedenheit, deshalb zu wenig Freunde, starre Mimik, Erkältungen, Herpes, Halsschmerzen, verstopfte oder laufende Nase, Nasenbluten, Fieber, Heuschnupfen, Hautjucken, Allergien, aufgeblähter Unterleib, Verstopfung und Durchfall, Hämorrhoiden

Leere-Symptome
Abhängigkeit, leicht enttäuscht sein. Mangel an Entschlusskraft und positivem Denken. Furcht vor Kälte, Frösteln, verstopfte Nase, Heuschnupfen, Allergien, häufige Entzündungen, Verstopfung und Durchfall, Darmgeräusche

Dickdarmmeridian – auf einen Blick

Maximalzeit: 5–7 Uhr
Minimalzeit: 17–19 Uhr
Element: Metall (Äther)
Energiepol: Yang
Ergänzender Meridian: Lungenmeridian
Chakra: Basis-Chakra
Bachblüte: Clematis
Sternzeichen: Krebs

Affirmationen
Entsprechend den psychischen Qualitäten können Sie den Dickdarmmeridian durch folgende Affirmationen mental unterstützen:

»Ich bin zufrieden, mit dem, was ich habe.«

»Ich erfreue mich an meinem Besitz und bin zufrieden mit ihm.«

»Mein Leben gestaltet sich friedlich und freudig.«

Der Magenmeridian

Verlauf des Meridians

Der Magenmeridian (Ma) hat zunächst zwei Verläufe. Der eine Ast des Meridians beginnt in der Augenhöhle und läuft neben der Nase abwärts zur Unterlippe, der andere beginnt im Haarwinkel zwischen Schläfe und Stirn und läuft senkrecht abwärts zum Unterkiefer. Dort treffen sich beide und verlaufen dann weiter über die Vorderseite des Oberschenkels zum Unterschenkel bis zum Nagelwinkel der zweiten Zehe.

Verlauf des Magenmeridians

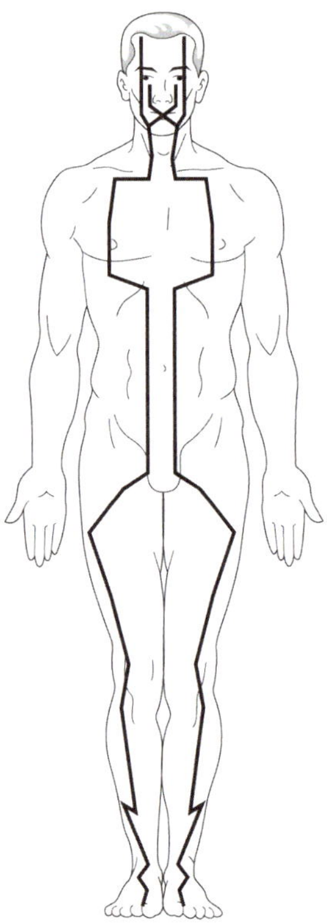

Physische Aufgabe des Meridians

Der Magenmeridian ist zuständig für die Aufnahme und Verdauung der Nahrung und wird auch als »Meer der Nahrungsstoffe« bezeichnet. Auf dem Magenmeridian liegt der Superpunkt »Göttliche Gleichmut« (73. Punkt), der umfangreiche Behandlungsmöglichkeiten bietet.

Psychische Entsprechung des Meridians

Sicherheitsstreben, Empfänglichkeit, Taktgefühl, tiefes Moralgefühl, Unterscheiden können zwischen Gut und Böse, Verarbeitung von seelischen Konflikten, Inflexibilität, Furcht vor Neuem, Angst vor Veränderung, Blick auf das Negative, Verbitterung, Hass, immer einen Schuldigen suchen, Schwäche, Schlaflosigkeit

Fülle-Symptome

immer in Eile, Überarbeitung, Herpes, häufige Erkältungen, Bauchschmerzen, Steifheit in den Schultern, Verkrampfung im Magen, Bauchschmerzen, Verstopfung, Menstruationsbeschwerden, essen ohne richtigen Appetit

Leere-Symptome

Ständig leichte Müdigkeit, Fatigue, Ängstlichkeit, chronische Magenprobleme, Magensenkung, Kältegefühl im Magen, schlaffes Muskelgewebe, unregelmäßige Mahlzeiten

Magenmeridian – auf einen Blick

Maximalzeit: 7–9 Uhr
Minimalzeit: 19–21 Uhr
Element: Erde
Energiepol: Yang
Ergänzender Meridian: Milz-Pankreas-Meridian
Chakra: Solar-Plexus-Chakra
Bachblüte: Gentian
Sternzeichen: Stier

Affirmationen

Entsprechend den psychischen Qualitäten können Sie den Magenmeridian durch folgende Affirmationen mental unterstützen:

»Ich erwarte mit Freude die neue Situation.«

»Ich bin neugierig, was das Leben mir bringen wird. Mein Leben ist abwechslungsreich und interessant. Ich schaue die Entwicklung meiner Persönlichkeit erfreut an. Jeden Tag mache ich mich frei für neue Erlebnisse.«

»Ich nehme jeden Augenblick des Tages Neues in mich auf.«

Der Milz-Pankreas-Meridian

Verlauf des Meridians

Der Milz-Pankreas-Meridian (MP) beginnt an der äußeren Nagelseite der großen Zehe und zieht an der Innenseite des Unter- und Oberschenkels über die Leistenbeuge, über den Bauch auf der Linie der Brustwarze, im Brustbereich läuft er seitlich versetzt neben der Brustwarze und endet unter dem Schlüsselbein.

Physische Aufgabe des Meridians

Der Milz-Pankreas-Meridian ist zuständig für die Blutbildung, für das Bindegewebe und das Lymphsystem. Zudem steht er in Zusammenhang mit den Hormondrüsen und hier vor allem mit den Fortpflanzungshormonen.

Geistige Erschöpfung und Bewegungsmangel wirken sich negativ auf den Milz-Pankreas-Meridian aus.

Psychische Entsprechung des Meridians

denken, erkennen, werten, Besinnung und Sinnfindung, Sprachgewandtheit, Launenhaftigkeit,

Verlauf des Milz-Pankreas-Meridians

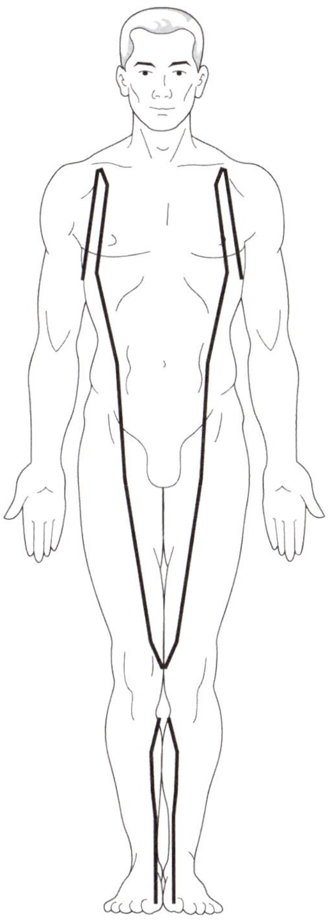

Milz-Pankreas-Meridian – auf einen Blick

Maximalzeit: 9–11 Uhr
Minimalzeit: 21–23 Uhr
Element: Erde
Energiepol: Yin
Gewebe: Fettgewebe, Bindegewebe
Sekrete: Speichel
Sinnesorgan: Mund, Lippen
Geschmack: süß
Jahreszeit: Spätsommer
Himmelsrichtung: Mitte
Klima: feucht
Gefühle: Grübeln, Sorge
Farbe: Gelb
Ergänzender Meridian: Magenmeridian
Chakra: Solar-Plexus-Chakra
Bachblüte: Cerato
Sternzeichen: Zwilling

Analysieren, Sorgen, Grübeln, Gerechtigkeitsempfinden, unablässiges Nachdenken, Tadeln, Kritik üben, mangelndes Vertrauen in die eigene Urteils- und Entscheidungskraft, Depressionen

Fülle-Symptome
Ängstlichkeit, Übervorsicht, behält alles für sich, Kraftlosigkeit, Heißhunger auf Süßes, Durst, Neigung zu viel zu essen ohne richtigen Appetit, Neigung den Rücken zu krümmen, nervositätsbedingte Magenschmerzen und Magenschleimhautentzündung, Fieber und Gelbsucht, zögernde Bewegungen

Leere-Symptome
ständige Unzufriedenheit, Ruhelosigkeit, schlechtes Gedächtnis, zu viel geistige Arbeit, Schlaflosigkeit und Müdigkeit, häufiges Luftholen, blasses Zahnfleisch, Herzbeschwerden, Nahrung muss immer mit Flüssigkeit heruntergespült werden

Affirmationen
Wenn man davon ausgeht, dass alles, was geschieht, auf eine Ursache zurückzuführen ist, und in diesem Sinne alles gerecht ist, können Sie den Meridian mental wie folgt unterstützen:

»Ich werde mir jeden Tag etwas mehr über die Geschehnisse und so genannten Zufälle in meinem Leben bewusst.«

»Ich nehme immer mehr Abstand von meinem Urteil über andere.«

»Ich trage gern die Verantwortung für mein Leben. In mir ist das Zentrum meiner Schöpfung.«

»Mir wird göttliche Gerechtigkeit zuteil.«

»Ich bin liebenswert.«

»Reserviere jeden Tag 30 Minuten für deine Sorgen und mach in dieser Zeit ein Nickerchen.« (Abraham Lincoln)

Der Herzmeridian

Verlauf des Meridians

Der Herzmeridian (He) beginnt unter der Achselhöhle, läuft am inneren Arm entlang und endet am Nagelwinkel des kleinen Fingers.

Physische Aufgabe des Meridians

Der Herzmeridian kontrolliert Blut und Gefäße und ist zuständig für den Schweiß und den Schlaf. Er ist verantwortlich für das Bewusstsein, für die Schnelligkeit und Klarheit der Gedanken sowie für die emotionale Ausgeglichenheit. Der Herzmeridian steuert die fünf Sinne, ist die Quelle aller Lebensfunktionen und verkörpert, wie auch das Herz als Organ, die Liebesfähigkeit, das Mitgefühl und die Freude und hat somit einen großen Einfluss auf die Psyche des Menschen. Das zugehörige Sinnesorgan ist neben der Zunge, das »innere Ohr«, welches nach innen hört und hinhört.

Verlauf des Herzmeridians

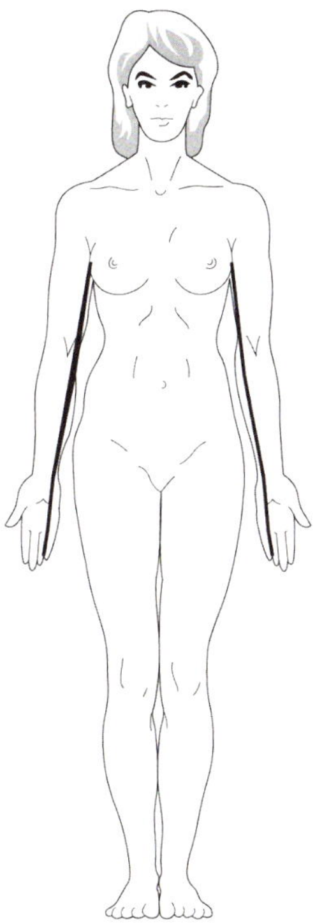

Psychische Entsprechung des Meridians

Liebe, Freude, Lebenslust, Überbegeisterung, göttliche Autorität, Altruismus, Freigiebigkeit, Treue, Stolz, Nicht-zuhören-Können, Eifersucht, sich Sorgen um die ganze Menschheit machen, starke Emotionen, man ist mit Leib und Seele dabei, man verausgabt sich emotional, Empfindlichkeit gegenüber Ungerechtigkeit, Denkzwang, Hysterie, Stimmungsschwankungen, Reizbarkeit, Vergesslichkeit, Trübsinnigkeit nach Emotionen, »es gibt nur große Gefühle«, Prüfungsangst

Fülle-Symptome

Hysterie, hysterisches Lachen, Stottern, ständige Müdigkeit, nervöse Herzbeschwerden, Verkrampfung und Schmerzen im Solar-Plexus und in der Brust (Herzhöhe), gelbes Augenweiß, gelber Urin, Durst, trockener Hals

Leere-Symptome

Überempfindlichkeit, schnell enttäuscht; schlechtes Gedächtnis, Stress, Neurose, nächtliches Schwitzen, Albträume, Herzklopfen und Herzbeschwerden, feuchte und heiße Hände, wenig Appetit

Herzmeridian – auf einen Blick

Maximalzeit: 11–13 Uhr
Minimalzeit: 23–1 Uhr
Element: Feuer
Energiepol: Yin
Gewebe: Gefäße
Sekrete: Schweiß
Sinnesorgan: Zunge, inneres Ohr
Geschmack: scharf
Jahreszeit: Sommer
Himmelsrichtung: Süden
Klima: Hitze
Gefühle: Freude
Farbe: Rot
Ergänzender Meridian: Dünndarmmeridian
Chakra: Herz-Chakra
Bachblüte: Vervain
Sternzeichen: Löwe

Affirmationen

»Ich liebe und akzeptiere mich und mein Herz schlägt im Rhythmus der Liebe.«

»Was auch immer ich von Herzen gern tue, ist richtig.«

Der Dünndarmmeridian

Verlauf des Meridians

Der Dünndarmmeridian (Dü) beginnt am äußeren Nagelwinkel des kleinen Fingers, zieht an der Außenseite der Hand über den Unterarm, Ellenbogen und Oberarm zum Schulterbereich. Auf der Schulter verläuft der Meridian in einer Zickzacklinie, dann seitlich am Hals, über die Wange zum Ohr.

Verlauf des Dünndarmmeridians

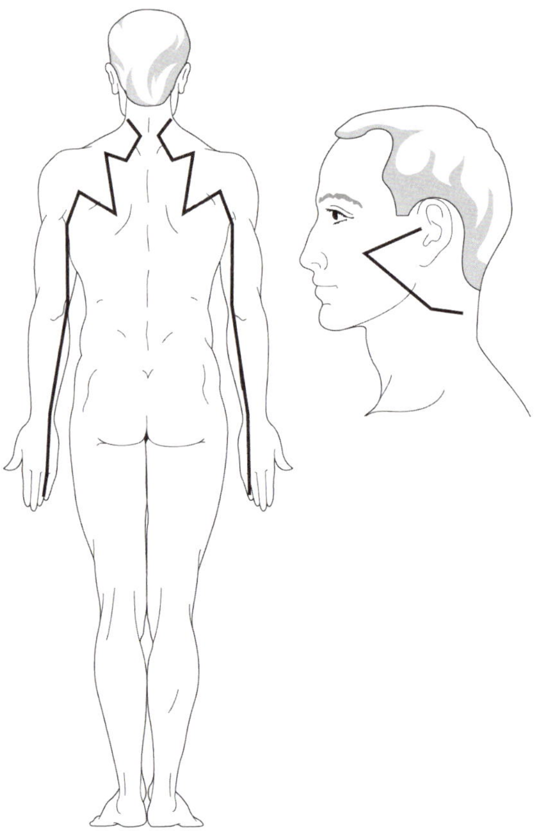

Physische Aufgabe des Meridians

Der Dünndarmmeridian verarbeitet die von außen zugeführte Nahrung, indem er sie nach innen führt, diese in ihre klaren und trüben Bestandteile trennt und dadurch die Nahrung in Energie umwandelt. Außerdem wirkt er auf die Schleimhäute. Aufregung, Schock, Wut und Angst wirken sich negativ auf diesen Meridian aus.

Psychische Entsprechung des Meridians

Optimismus, Zuverlässigkeit, Verantwortung, guter Gesellschafter, freundschaftlich, um das Wohl anderer bemüht, Charme, Witz, oberflächliche Beziehungen, man versteckt seine Probleme vor anderen, man kann Ruhe und Stille nicht ertragen, große Überzeugungskraft, die fanatische Züge tragen kann, ständiges Analysieren, Oberflächlichkeit durch Flucht vor der Tiefe, seelische Not, die versteckt wird, Geräusche stören, nie das wahre Gesicht zeigen, innere Verzweiflung

Fülle-Symptome

Durchhaltekraft, man neigt dazu, sich zu überarbeiten und zu schnell zu essen; Ruhelosigkeit, Entschlossenheit, Verschlossenheit, Druck auf den Augen, wenig Speichel, Schmerzen in den Schultern, Beschwerden im Unterleib

Dünndarmmeridian – auf einen Blick

Maximalzeit: 13–15 Uhr
Minimalzeit: 1–3 Uhr
Element: Feuer
Energiepol: Yang
Ergänzender Meridian: Herzmeridian
Chakra: Sexual-Chakra
Bachblüte: Agrimony
Sternzeichen: Schütze

Leere-Symptome

Überempfindlichkeit, denkt zu viel und kontrolliert die eigenen Gefühle, Inflexibilität, leichte Ermüdbarkeit der Augen, Hörschwierigkeiten, Migräne, Blinddarmentzündung und Beschwerden nach eventueller Blinddarmoperation, Hexenschuss, Ischias, unregelmäßiger Menstruationszyklus, Beschwerden in den Eierstöcken, schlechter Stuhlgang

Affirmationen

»Ich trage meine Verantwortung aus freier Entscheidung und mit Freude.«

»Ich bin mir in Freude meiner Verantwortung bewusst. Es macht mir Freude, zuverlässig zu sein.«

»Trotz Analysierens sehe ich auch große und ganze Zusammenhänge.«

Der Blasenmeridian

Verlauf des Meridians

Der Blasenmeridian (Bl) beginnt im inneren Augenwinkel, läuft aufwärts über die Stirn und den Scheitel, dann abwärts über den Hinterkopf zum Nacken. Dort teilt sich der Meridian in zwei Bahnen, die parallel den Rücken entlang bis zum Gesäß und über die Oberschenkelrückseite laufen. In der Kniekehle vereinigen sich die beiden Bahnen und der Meridian zieht über die Unterschenkel am äußeren Fuß entlang. Er endet am äußeren Nagelbett des kleinen Zehs.

Verlauf des Blasenmeridians

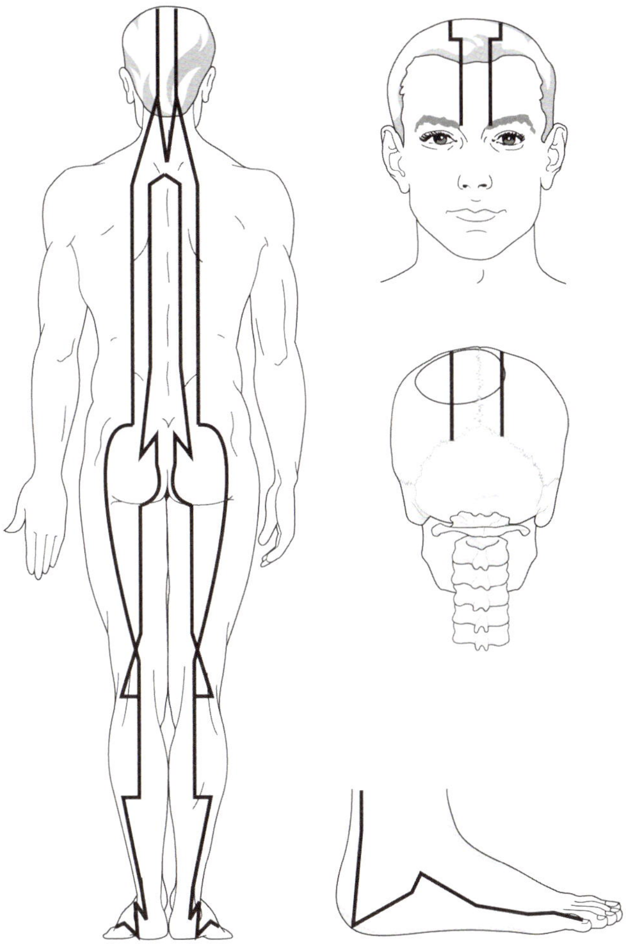

Blasenmeridian – auf einen Blick

Maximalzeit: 15–17 Uhr
Minimalzeit: 3–5 Uhr
Element: Wasser
Energiepol: Yang
Gewebe: Muskeln, Sehnen
Ergänzender Meridian: Nierenmeridian
Chakra: Basis-Chakra (Wurzelchakra)
Bachblüte: Centaury
Sternzeichen: Jungfrau

Physische Aufgabe des Meridians

Von allen Meridianen hat er das größte Wirkungsfeld, da auf ihm die meisten Punkte (67 Punkte) und zudem die Zustimmungspunkte der anderen Meridiane liegen. Der Blasenmeridian ist zuständig für die Sammlung und Ausscheidung des Urins, für die Fortpflanzungsorgane und speichert die aktiven Energien. Der Blasenmeridian unterhält die Verbindung zwischen dem Sympathikus und dem Parasympathikus und wirkt demzufolge ausgleichend auf beide

Psychische Entsprechung des Meridians

Abgrenzung nach außen, Aufrichtigkeit, Transformation der von außen einfließenden Energien, helfen und dienen wollen, Genauigkeit, Konventionalität, Willensschwäche, emotionale Abhängigkeit und daraus resultierende fehlende Abgrenzung nach außen, oder auch aggressive Abgrenzung nach außen, verärgerte Unruhe, Schuldgefühle, Suchtverhalten, Sucht nach Anerkennung, Verdrängung durch Genussstoffe

Fülle-Symptome
Ruhelosigkeit, Nervosität, schnell in Aufregung und Stress geraten, sich über Kleinigkeiten Sorgen machen; Druck hinter den Augen, verstopfte Nase, Kopfschmerz, Schmerzen in den Halswirbeln, Entzündung der Prostata, Hämorrhoiden, Fieber, Schmerzen in den Beinen

Leere-Symptome
Überempfindlichkeit, leicht erschreckt, fühlt sich angespannt, Angst, vor allem nachts; Furcht vor Kälte, Neigung zu krummer Haltung, Migräne, Nachtschweiß, Gebärmutterbeschwerden, Verspannungen im Unterbauch, Blasenentzündung

Affirmationen
Der Blasenmeridian hat seine organische Entsprechung in den Muskeln. Um deren Kraft zu fördern, sprechen Sie diesen Satz mehrfach täglich laut aus:

»Ich bin beweglich und aktiv.«

Probleme mit der Blase weisen auf die Angst hin, loszulassen. Folgende Affirmationen können unterstützend wirken:

»Leicht und mühelos lasse ich das Alte gehen und heiße das Neue in meinem Leben willkommen.«

»Ich entspanne mich und lasse befreit von Angst und alten Gedanken los. Ich entspanne mich im Hier und Jetzt.«

»Ich fühle mich sicher.«

Der Nierenmeridian

Verlauf des Meridians

Der Nierenmeridian (Ni) beginnt unter der Fußsohle, verläuft dann an der Innenseite des Unterschenkels, des Knies und des Oberschenkels über die Leistenbeuge, am Bauch neben der Mittellinie weiter aufwärts und endet direkt unter dem Schlüsselbein.

Physische Aufgabe des Meridians

Der Nierenmeridian ist für die Regelung des Energiehaushaltes sowie für den Entgiftungsprozess des Körpers zuständig. Ständige Überbelastung durch familiären und beruflichen Stress haben eine schwächende Wirkung auf den Meridian und hier besonders auf die so genannten ruhenden Erbenergien, d. h. also auf die Energien, die unser Grundpotenzial ausmachen. Der Nierenmeridian ist während der Wintermonate besonders anfällig und soll in dieser Zeit unterstützt werden. Schwierigkeiten in der Partnerbeziehung haben einen direkten Einfluss auf das Paar-Organ Niere und somit auch auf den Nierenmeridian.

Nierenmeridian – auf einen Blick

Maximalzeit: 17–19 Uhr
Minimalzeit: 5–7 Uhr
Element: Wasser
Energiepol: Yin
Gewebe: Muskeln, Sehnen
Sekrete: Harn
Sinnesorgan: Ohr
Geschmack: salzig
Jahreszeit: Winter
Himmelsrichtung: Norden
Klima: nass
Gefühle: Angst
Farbe: Schwarz
Ergänzender Meridian: Blasenmeridian
Chakra: Basis-Chakra (Wurzel-Chakra)
Bachblüte: Mimulus
Sternzeichen: Steinbock

Verlauf des Nierenmeridians

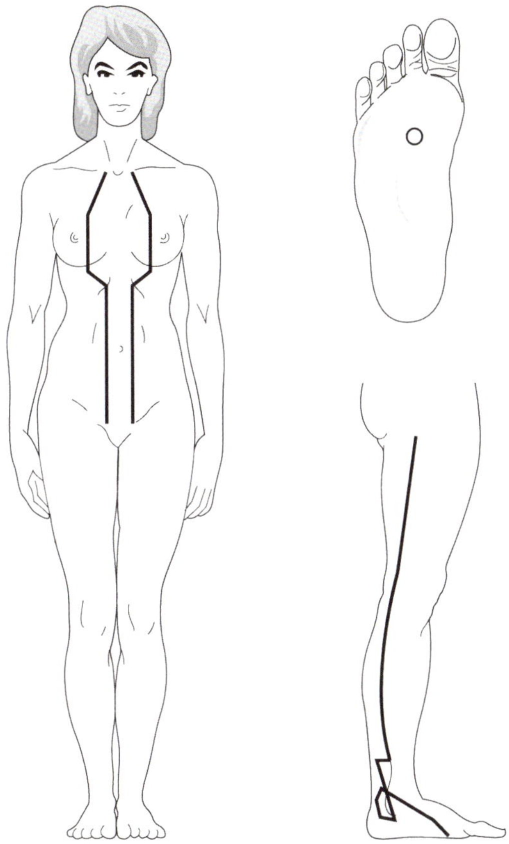

Psychische Entsprechung des Meridians
Zielstrebigkeit, Disziplin, Zuverlässigkeit, Treue, Pragmatismus, Willenskraft, Erbenergie, der vitale Lebensanspruch, Angst, Furcht, Anklammerung, Selbstmitleid, fehlendes Vertrauen, Antriebsschwäche, Melancholie, Unlust, Unruhe, Müdigkeit, Schreckhaftigkeit, Eifersucht, Unsicherheit, Unzufriedenheit, Enttäuschung (= Ende der Täuschung)

Fülle-Symptome
nervöse Empfindlichkeit, Ungeduld, Ruhelosigkeit, mangelnde Entschlusskraft, ständiges Klagen und Jammern; Neigung zu Nasenbluten und Ohnmacht, Halsentzündungen, Mundgeruch, Erschöpfung durch Überarbeiten, graue Gesichtsfarbe, Erbrechen, roter Urin

Leere-Symptome
ständige Müdigkeit, schlechter Schlaf, keine Entschlusskraft, Angst; undeutliches Sehen, Herzklopfen, Kurzatmigkeit, Bedürfnis, sich hinzulegen, Schwindel und Schwarzwerden vor den Augen, graue trockene Haut ohne Spannung, schlechte Durchblutung im Unterleib, Störungen im Sexualleben, rissige Nägel, Neigung zu Unfällen

Affirmationen
Probleme mit den Nieren und ein geschwächter Nierenmeridian können oft mit Partnerschaftsproblemen in Verbindung gebracht werden. Der wohl sicherste Weg, in der Partnerschaft glücklich zu werden, ist, sich selbst glücklich zu machen und nicht vom Partner zu erwarten, dass er diese Aufgabe übernimmt. Wir sollten unsere Energie dazu verwenden, unsere Talente zu fördern und uns selbst zu verwöhnen, und nicht darauf warten, dass andere dies für uns tun, denn wir finden zusammen, um voneinander zu lernen.

Damit mehr Ausgeglichenheit und Harmonie entsteht, sollten wir mehr die positiven Seiten aneinander wieder wahrnehmen und uns selbst und dem Partner den Raum zur eigenen Entfaltung zugestehen. Vielleicht können Ihnen folgende Affirmationen dabei helfen:

»Ich bin frei von Furcht.«

»Ich bin jeden Tag ein wenig freier von Angst.«

»Ich bin jeden Tag ein bisschen weniger eifersüchtig.«

»Nach und nach verliere ich meine Angst und Unsicherheit. Ich vertraue mir, meiner Schönheit und Einzigartigkeit.«

»Ich liebe mich.«

»Ich bin mit mir und meinem Leben zufrieden.«

Innere Zufriedenheit und Dankbarkeit sind das beste Mittel gegen Stress.

Der Kreislaufmeridian

Verlauf des Meridians

Der Kreislaufmeridian (Ks), oft auch als Perikardmeridian bezeichnet, beginnt auf der Höhe der Brustwarzen, läuft über die vordere Schulter aufwärts, weiter im Bereich der Achselhöhle, an den Beugeseiten der Arme entlang abwärts, über die Mitte des Handgelenks und endet an der Spitze des Mittelfingers.

Physische Aufgabe des Meridians

Während dem Herzmeridian mehr die geistigen Funktionen zugeordnet werden, unterstützt der Kreislaufmeridian das Herz, den Kreislauf und die Durchblutung. Er ist ebenso zuständig für die Verdauung. Lebensfreude und Lebenslust zeigen sich im Gesicht, ganz besonders beim Lachen. Herz- und Kreislaufmeridian haben die Verbindung mit dem Herz-Chakra gemeinsam.

Psychische Entsprechung des Meridians

Lachen, Lebensfreude, Lust, Freude, hemmungslose Heiterkeit, Lachanfälle, Beschützerfunktion für die Unversehrtheit der Einheit von Körper, Geist und Seele, natürliches Wissen, sexuelle Erregbarkeit, Hochmut, Arroganz, Überheblichkeit, Snobismus, Gedanken kreisen nur um die eigene Person, Perfek-

Verlauf des Kreislaufmeridians

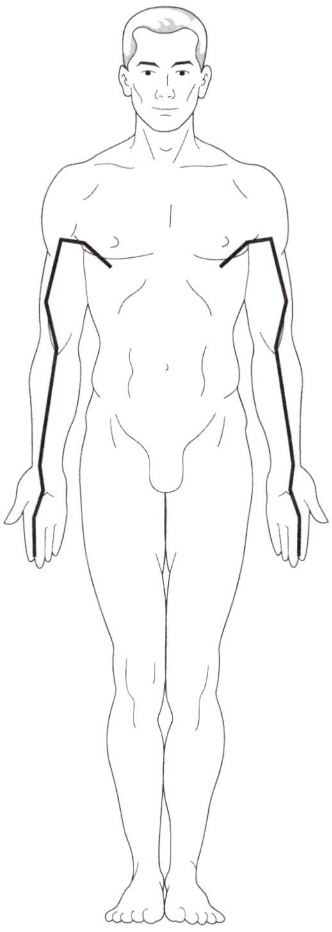

Kreislaufmeridian – auf einen Blick

Maximalzeit: 19–21 Uhr
Minimalzeit: 7–9 Uhr
Element: verteilendes Feuer
Sinnesorgan: Zunge
Geschmack: scharf
Gefühl: Lust und Freude
Farbe: Rot
Energiepol: Yin
Ergänzender Meridian: Dreifach-Erwärmer-Meridian
Chakra: Herz-Chakra
Bachblüte: Water Violet
Sternzeichen: Wassermann

tionismus, Einzelgängertum, man schiebt Unangenehmes vor sich her, Unfähigkeit, aus Erfahrungen zu lernen, man fängt vieles an und bringt nichts zu Ende, Vergesslichkeit, Kritiksucht, Aggressivität, psychische Stabilität, psychosomatische Erkrankungen

Fülle-Symptome
überempfindliche Reaktionen, albernes Lachen, wirres Reden, zu sehr auf die Arbeit fixiert; Neigung zu Krämpfen, Herzklopfen, Schwindelgefühlen, hohem Blutdruck, schlechter Durchblutung, Kribbeln in den Fingern, Verspannung in Magenhöhe und Magenschmerzen, Durchfall sowie Verstopfung

Leere-Symptome
Nervosität, zerstreut, albern und dennoch zu wenig Bewegung, Schlaflosigkeit, häufiges Träumen, Herzklopfen und Herzbeschwerden, niedriger Blutdruck, schlechte Durchblutung, Kurzatmigkeit, beklemmendes Gefühl um die Brust, Mandelentzündungen, Schluckbeschwerden, Magenschmerzen, Rippenschmerzen

Affirmationen
»Mein Leben ist erfüllt von Freude und Glück. Freude ist in mir und um mich.«

»Freude, Spaß und Lachen integrieren sich jeden Tag mehr in mein Leben.«

»Licht, Liebe, Lachen und Leben sind mir wichtig.«

»Meine Mitmenschen und Freunde sind ein wichtiger Bestandteil meines Lebens. Ich liebe und achte sie.«

Der Dreifach-Erwärmer-Meridian

Verlauf des Meridians

Der Dreifach-Erwärmer-Meridian (3E) beginnt am äußeren Nagelwinkel des Ringfingers, zieht den Handrücken aufwärts über den Unterarm, Ellenbogen, weiter über die hintere Schulter, steigt am hinteren Hals zum Ohr, verläuft um das Ohr herum und endet am äußeren Ende der Augenbraue.

Physische Aufgabe des Meridians

Entsprechend seinem Namen erwärmt der Dreifach-Erwärmer-Meridian dreifach, d. h. den oberen, mittleren und unteren

Verlauf des Dreifach-Erwärmer-Meridians

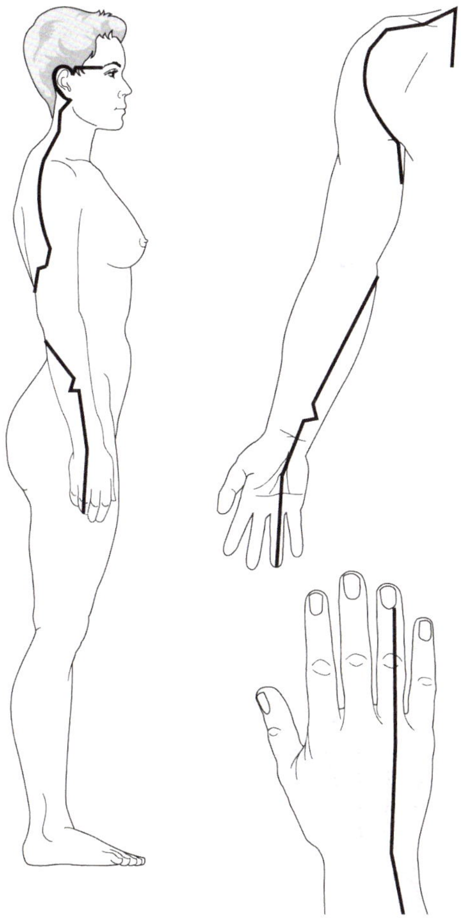

Dreifach-Erwärmer-Meridian – auf einen Blick

Maximalzeit: 21–23 Uhr
Minimalzeit: 9–11 Uhr
Element: verteilendes Feuer
Energiepol: Yin
Ergänzender Meridian: Kreislaufmeridian
Chakren: Basis-Chakra, Solar-Plexus-Chakra, Herz-Chakra
Bachblüte: Rock Rose
Sternzeichen: Fische

Teil des Rumpfes. Zugleich schützt und umspielt er das erste bis vierte Chakra, unterstützt das Lymphsystem und bringt die Energie des ganzen Körpers in Umlauf. Da er unser gesamtes seelisches Befinden beeinflusst, können wir uns auch seine enorme Wichtigkeit erklären, denn schließlich ist es unser Empfinden, das uns gut oder schlecht fühlen lässt.

Psychische Entsprechung des Meridians

Verteilung der Energie auf das gesamte Chakren-System, tiefes Mitgefühl, Selbstlosigkeit, Empfindsamkeit, Sinnlichkeit, Selbstbetrug, Tagträumen, hohe Vorstellungsgabe, Angst, Panik, das Gefühl, ausgeliefert zu sein und nicht handeln zu können, lähmende Beklemmung, Gefühl der Einengung, innerer Zwang, Nägelkauen, Albträume, Schock, Schreck, wirres Reden

Fülle-Symptome

Überempfindlichkeit (v.a. Temperaturschwankungen), Zahnfleischbluten, Zahnfleischrückgang (Parodontose), Hautausschlag, juckende Entzündungen, u.a. in der Gebärmutter

Leere-Symptome

Mangel an Abwehrkräften, Anfälligkeit für Erkältungen und Allergien; Zwangsvorstellungen, Kopfschmerzen (besonders im Hinterkopf und in den Schläfen), Schwindelgefühle, Taubheit, Ohrensausen, Schweißausbrüche, müde Augen, Schleudertrauma

Affirmationen

Zur Unterstützung des Dreifach-Erwärmer-Meridians sind viele Affirmationen möglich, da der Meridian mit drei Chakren in Verbindung steht. Lassen Sie Ihrer Fantasie freien Lauf und schaffen Sie Affirmationen, die die Aspekte der inneren Stärke (Basis-Chakra), der inneren Harmonie sowie der Entfaltung der Persönlichkeit (Solar-Plexus-Chakra) und die Vitalität und Aktivität (Herz-Chakra) unterstützen. Sie können auch folgende Affirmation anwenden:

»Meine innere Stärke wächst von Tag zu Tag, sie schenkt mir Vitalität und inneren Frieden.«

»Innere Harmonie und Frieden sind meine ständigen Begleiter.«

»Ich bin von Tag zu Tag aktiver und vitaler. Ich gebe mich dem Strom des Lebens hin. Friede beherrscht mein Gemüt.«

Der Gallenblasenmeridian

Verlauf des Meridians

Der Gallenblasenmeridian (Gb) beginnt am äußeren Augenwinkel, geht zum Ohr und umkreist es bis zum Hinterkopf. Von hier läuft er zurück zur Stirn und parallel zur Mittellinie zurück zum Nacken, zieht dann über die Schulter nach vorne und auf der seitlichen Rumpfgegend zickzackartig zum Hüftgelenk, von dort über die Außenseite des Oberschenkels, bis zum äußeren Nagelbett der vierten Zehe.

Verlauf des Gallenblasenmeridians

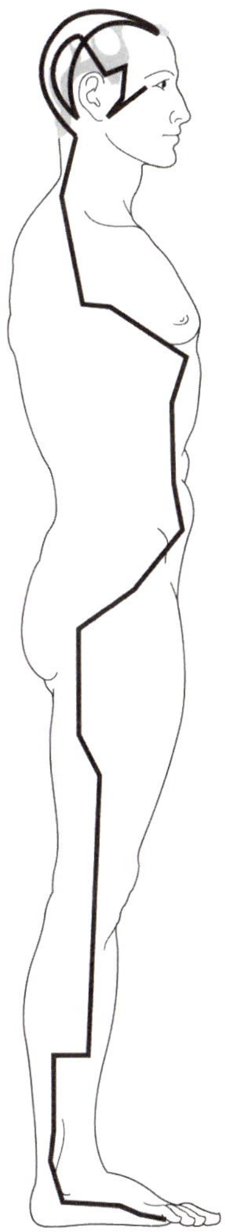

Gallenblasenmeridian – auf einen Blick

Maximalzeit: 23–1 Uhr
Minimalzeit: 11–13 Uhr
Element: Holz
Energiepol: Yang
Funktion: Geistesgegenwart, Entschlusskraft
Ergänzender Meridian: Lebermeridian
Chakra: Sexual-Chakra
Bachblüte: Scleranthus
Sternzeichen: Waage

Physische Aufgabe des Meridians

Da der Gallenblasenmeridian in enger Beziehung zur Leber und zum Lebermeridian steht, beeinflusst er die Stoffwechselfunktionen grundlegend. Körperflüssigkeiten wie Insulin, Gallenflüssigkeit, Speichel und Magensäure werden durch ihn im Gleichgewicht gehalten. Demzufolge hat er für Diabetiker eine große Bedeutung.

Psychische Entsprechung des Meridians

Entschlusskraft, Entscheidung, geistige Präsenz, Harmoniebewusstsein, extreme Schwankungen in jeder

Hinsicht, himmelhoch jauchzend, zu Tode betrübt, Passivität, Gerechtigkeitsempfinden, Arbeitswut, innere Zerrissenheit, mangelnder Ausgleich zwischen Anspannung und Entspannung, Gefühlskälte, Kopflastigkeit, lebensfeindliche Entwicklung

Fülle-Symptome
Reizbarkeit, zu viel Verantwortung übernehmen, sich überarbeiten, grundlos in Eile sein; verspannte Muskeln, müde Augen, Heißhunger auf Süßes, Schwellung unter den Achseln, Halbseitenkopfschmerzen, Migräne, Gallensteine, Verstopfung

Leere-Symptome
Erschöpfung, allgemeine Müdigkeit, nervliche Anspannung, ängstlich; leichter Schlaf, Schwindel, Ohrensausen, Schmerz am äußeren Augenwinkel, viel Fettgewebe trotz magerer Kost, müde Beine

Affirmationen
»Ich lasse die Vergangenheit freudig los.«

»Das Leben ist süß, und auch ich bin voll Süße.«* (Louise Hay)

Der 71. Punkt (Gallenblasenpunkt) wirkt u.a. auf Osteoporose, eine Knochenschwundkrankheit, unter der Millionen von Menschen leiden. Knochen haben ihren psychischen Bezug zu Festigkeit und Erfüllung von Normen. Der Festigkeit steht die Flexibilität gegenüber, die affirmativ betont werden kann, um durch neue Gedanken die Behandlung zu unterstützen:

»Ich bin flexibel, spontan und zugleich ausgeglichen.«

»Ich akzeptiere Veränderungen und reagiere flexibel auf sie. Meine Flexibilität macht mir Freude.«

---

* Mit der Süße hat Louise Hay den Aspekt zum Diabetiker angesprochen. Der »mentale Zucker« ist in diesem Fall die Affirmation, »ich bin voll Süße«, die dieser Krankheit das Tragische etwas nehmen kann. Das Buch von Louise Hay gehört meines Erachtens zu den wichtigsten Büchern zum Thema Affirmation (siehe Literaturangabe im Serviceteil).

Der Lebermeridian

Verlauf des Meridians

Der Lebermeridian (Le) zieht von der großen Zehe an der Innenseite des Unter- und Oberschenkels zur Leistenbeuge und den äußeren Geschlechtsorganen, läuft von dort über die seitliche Region des Bauches und endet im Brustbereich im sechsten Zwischenrippenraum.

Physische Aufgabe des Meridians

Der Lebermeridian ist zuständig für die Speicherung des Blutes und der Energie und reguliert das Qi. Da er auch zur Blutreinigung beiträgt, stärkt der Lebermeridian die Widerstandskraft gegen Krankheiten, unter Umständen auch gegen Krebs.

Verlauf des Lebermeridians

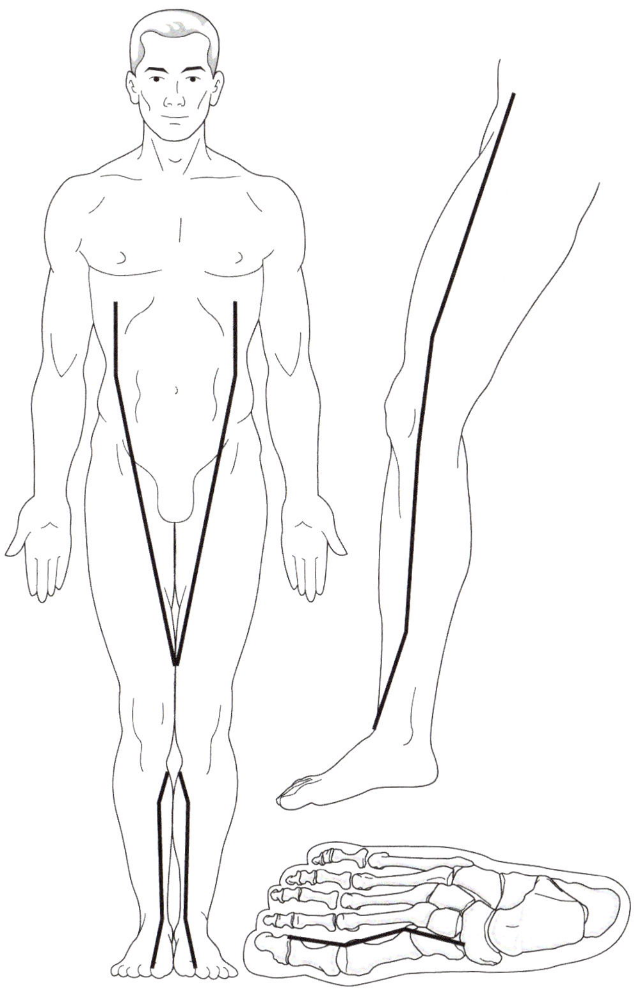

Lebermeridian – auf einen Blick

Maximalzeit: 1–3 Uhr
Minimalzeit: 13–15 Uhr
Element: Holz
Energiepol: Yin
Gewebe: Sehnen, Muskeln
Sekrete: Tränen
Sinnesorgan: Auge
Geschmack: sauer
Jahreszeit: Frühling
Himmelsrichtung: Osten
Klima: Wind
Gefühle: Zorn, Wut
Farbe: Grün
Ergänzender Meridian: Gallenblasenmeridian
Chakra: Sexual-Chakra
Bachblüte: Impatiens
Sternzeichen: Widder

Psychische Entsprechung des Meridians

Willensstärke, Durchsetzungskraft, alles in die Tat umsetzen wollen, Zorn, Wut, Ungeduld, cholerisches Auftreten, ohnmächtige Wut, Neigung, sich ständig zu überarbeiten und Raubbau mit den eigenen Kräften zu treiben, Schwächeanfälle, Antriebsarmut, Impotenz, Depressionen

Fülle-Symptome
häufige Zornausbrüche, leicht aufbrausend, Starrköpfigkeit, ungeduldiges Arbeiten und leicht aus dem Gleichgewicht zu bringen, Hysterie; Frösteln, Bewegungsmangel, anfallsweise Kopfschmerzen, schlechte Verdauung, Beschwerden an Prostata, Hoden, Eierstöcken, zu starker Konsum von Zucker und Alkohol

Leere-Symptome
Kraftlosigkeit, mangelnde Entschlusskraft, Reizbarkeit, Unbeständigkeit, Unwichtiges zu ernst nehmen; rasche Ermüdung, Schwindelgefühle, Augen sehen gelblich aus, Bettnässen, Durchfall und Erbrechen, sexuelles Desinteresse

Affirmationen
Gemäß den körperlichen Entsprechungen (Auge, Muskeln) des Lebermeridians können Sie Affirmationen anwenden, welche die Qualitäten des Sehens, der Aktivität und Beweglichkeit betonen:

»Ich sehe und verstehe.«

»Ich lerne sehen und verstehen. Ich lebe meine Aktivität positiv aus.«

»Es bringt mir Spaß und Freude, meine Beweglichkeit auszuleben.«

»Ich liebe mein Leben.«

»Gerade heute sorge Dich nicht.« (Dr. Mikao Usui)

Die zwei Hauptgefäße im Überblick

Neben den 12 Hauptmeridianen gibt es noch zwei Hauptgefäße, die eine übergeordnete Funktion in der Versorgung der Hauptmeridiane haben, das Konzeptions- und das Lenkergefäß. Beide Gefäße stehen nicht mit einzelnen Organen in Verbindung. Sie verlaufen entlang der Mittelachse und müssen nicht beidseitig akupressiert werden.

Verlauf des Konzeptionsgefäßes

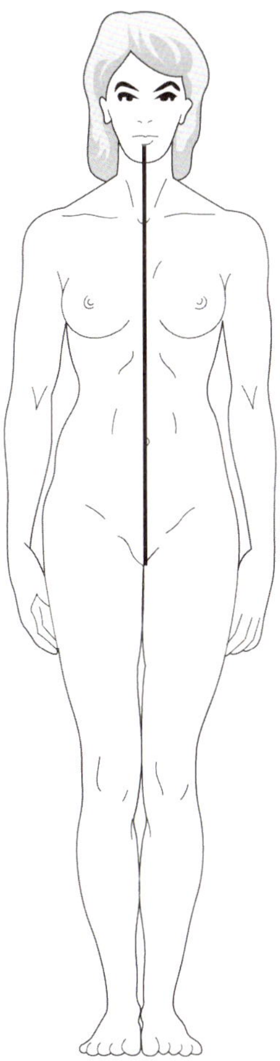

Das Konzeptionsgefäß

Das Konzeptionsgefäß (auch Jenn-mo-Meridian genannt) repräsentiert den weiblichen Teil oder die innere Frau in uns. Bei einem Yang-Übergewicht können Sie zusätzlich das Konzeptionsgefäß, das dem Energiepol Yin zugeordnet ist, behandeln.

Verlauf des Meridians

Die Leitbahn beginnt am Perineum (zwischen äußeren Geschlechtsteilen und After) und verläuft in der vorderen Mittellinie über Bauch und Brust und endet am Mund.

Aufgabe des Meridians

Dieser Meridian kontrolliert die sechs Yin-Meridiane und wird als »Meer der Yin-Energie« bezeichnet. Das Konzeptionsgefäß koordiniert auch die verschiedenen Yin-Organe des Körpers (Milz, Pankreas, Leber, Niere, Lunge und Herz) und ist für die Behandlung aller gynäkologischen Erkrankungen wichtig. Da dieser Meridian das Empfangende repräsentiert, können im psychischen Bereich diese Qualitäten durch die Behandlung des Meridians gefördert werden. Ein wichtiger Punkt des Meridians ist der Punkt 16, auch »Brustpalast« genannt, der die Thymusdrüse aktiviert.

Chakren

Basis-, Sexual-, Solar-Plexus-, Herz- und Kehl-Chakra.

Affirmation

»Ich akzeptiere die innere Frau in mir.«

Das Lenkergefäß

Das Lenkergefäß wird auch als Regenten-Leitbahn bezeichnet (Tou-mo-Meridian) und ist dem Yang zugeordnet. Bei einem Übergewicht an Yin-Qualitäten kann er mit einbezogen werden. Andere Selbsthilfemaßnahmen beziehen das Konzeptions- und Lenkergefäß ebenfalls in die Behandlung mit ein. Das Qi Gong stärkt die beiden durch Visualisierung (Vorstellungskraft), während beim Reiki am Ende jeder Behandlung ein Energieaufstrich gemacht wird. Man streicht dabei die Energie am Rücken bzw. am vorderen Rumpf im Abstand von 2 cm zum Körper von unten nach oben. Dieses Hochstreichen wirkt belebend und wurde kinesiologisch nachgewiesen. Wenn jemand aus Ihrer Umgebung unglücklich ist und Sie ihn trösten wollen, hilft neben dem In-den-Arm-Nehmen und gutem Zuspruch auch dieses Hochstreichen der Energie von unten nach oben.

Verlauf des Lenkergefäßes

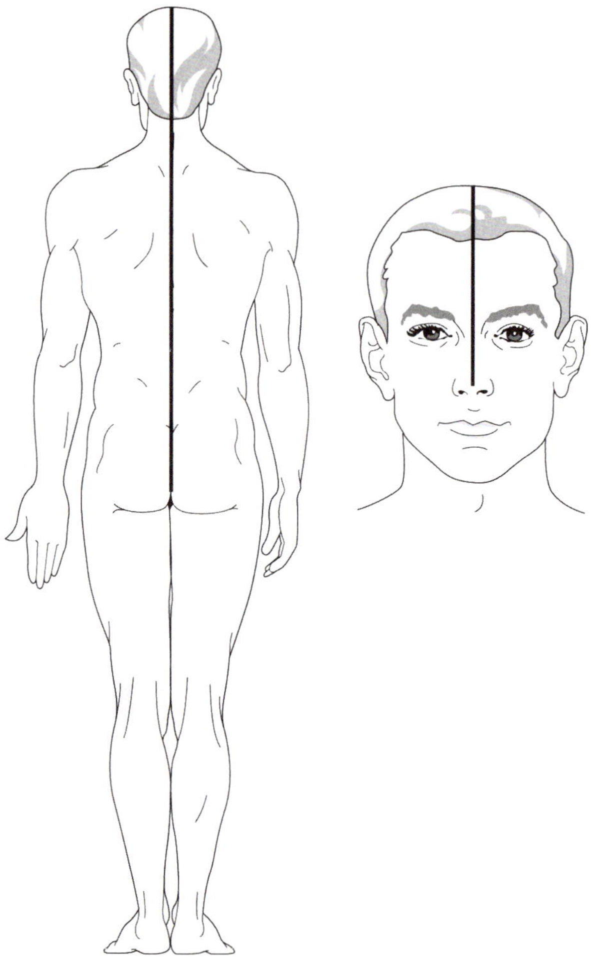

Verlauf des Meridians

Der Meridian beginnt unterhalb des Steißbeins, verläuft über die Wirbelsäule zum Nacken, dann über die Mittellinie des Schädels zur Stirn und Nase bis zur Mitte der Oberlippe.

Aufgabe des Meridians

Er ist den sechs Yang-Meridianen übergeordnet und reguliert die Yang-Energien. Sein ausgeprägter Einfluss auf die Funktionen des Zentralnervensystems wirkt koordinierend und harmonisierend auf alle Körperregionen und Organe.

Chakren

Basis-Chakra, das durch sämtliche Wurzeln aller Chakren nach oben läuft, bis zum Kronen-Chakra.

Affirmation

»Ich akzeptiere den inneren Mann in mir.«

Chakren – die sieben Energiezentren

Das Wissen um die Funktion der Chakren hat die alternative Medizin auf höchst angenehme Art bereichert, indem Farben, ätherische Öle, Edelsteine und Klänge therapeutisch genutzt und zugleich die feinstofflichen Energiezentren aktiviert werden. Chakren sind Energieräder, die – sich drehend – in einer bestimmten Frequenz schwingen und einen Durchmesser von 5 bis 15 cm haben. Durch die Abbildungen der Chakren können Sie den Eindruck gewinnen, dass es sich um Energieräder von außerordentlicher Schönheit handelt, die mit unserer physischen Schönheit kaum zu vergleichen ist.

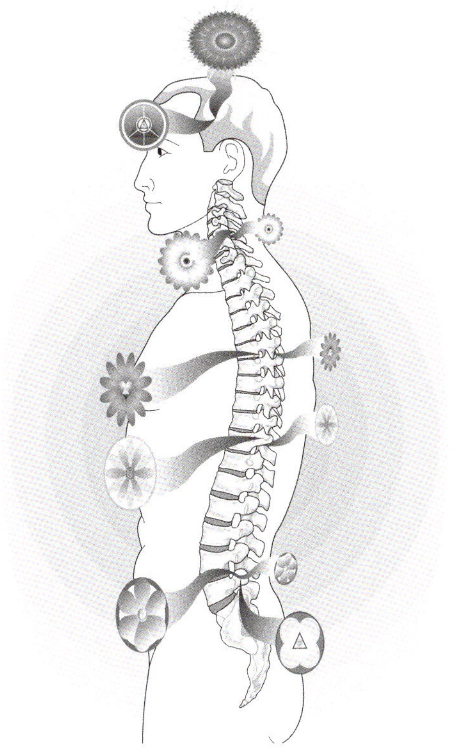

Chakren und die Aura

Das Qi wird von den Chakren aufgenommen, in die Meridiane weitergeleitet und wieder durch die Chakren geführt und kann als Aura, die jeden Menschen umgibt, wahrgenommen werden. Je stärker die Aura leuchtet und je klarer die Farben sind, desto stärker ist der energetische Schutz des Menschen. Die Chakren sind also sowohl energetische Aufnahmeorgane für die vitale Lebensenergie als auch Abgabeorgan für die Verteilung der Energie. Sie steuern und harmonisieren den Energiefluss in verschiedenen Körperteilen und Organen und haben auch einen Einfluss auf die sieben Hormondrüsen, die die Lebensvorgänge in unserem Körper regeln. In den nachfolgenden Beschreibungen der Chakren (ab Seite 137) sind die jeweiligen Hormondrüsen, die zu den einzelnen Chakren in Verbindung stehen, erwähnt. Mehr über einzelne Drüsen erfahren Sie im Kapitel »Therapeutische Hinweise« (Seite 141).

Durch die Chakren wird uns der Zusammenhang zwischen inneren und äußeren Symptomen klar, und die Weisheit der Taoisten, »innen wie außen, außen wie innen; oben wie unten, unten wie oben« macht deutlich, dass es keine wirkliche Trennung zwischen innen und außen gibt. Alles ist eins.

Jedes Problem, das wir haben, spiegelt unseren Bewusstseinszustand in der Außenwelt wider. Ist unser Bewusstsein klar und friedlich, verschwindet das Problem. Indem wir uns mit unseren ungelösten Problemen auseinandersetzen, all das wahrnehmen, was uns blockiert und hemmt, setzen wir uns aktiv für unser Wohlbefinden ein. Vielleicht finden Sie in der Auflistung der Chakren in der Rubrik »Blockierter Zustand« Anregungen, die Ihnen möglicherweise Seiten aufzeigen, die Sie daran hindern, die Fülle des Lebens wahrzunehmen.

Da es mir wichtig ist, die Verbindung zwischen den Chakren, Meridianen und den Akupressur-Punkten herauszuarbeiten, habe ich mich auf eine knappe Darstellung der Chakren beschränkt (Seite 137 ff). So können Sie auf einen Blick erkennen, wie Sie durch Farben, Düfte und Steine sowie durch die Behandlung der Meridiane Ihre Chakren unterstützen können. Verwenden Sie Steine, sollten Sie diese regelmäßig reinigen, da sie als Transformatoren bestimmte Schwingungen anziehen und negative Energie aus unserem Energiefeld abstoßen.

Die Chakren werden in den ersten sieben bzw. zwölf Lebensjahren gebildet. Folglich im ersten Lebensjahr das Basis-Chakra, im zweiten das Sexual-Chakra, die weiteren entsprechend. Emotionale Traumata zeigen sich in den jeweiligen Chakren als Blockierungen und dem hellseherischen Auge als dunkle Bereiche. Durch die interaktive Reaktion und die Verbindung der Meridiane mit den Chakren, nehmen diese Bereiche auch auf das Meridiansystem Einfluss. Das bedeutet, wenn Sie feststellen, dass zum Beispiel Ihr Nieren- oder Blasenmeridian blockiert ist, können Sie davon ausgehen, dass diese Blockierung im Basis-Chakra, also im ersten Lebensjahr ihren Ursprung hatte. Sollte es sich um eine Störung im Gallenblasen- oder Lebermeridian handeln, so trifft in diesem Fall das zweite Chakra zu.

Beziehen Sie die Chakren mit in Ihre Behandlung ein. Gehen Sie von der Schmerzzone Ihrer Beschwerden aus, so können Sie z. B. bei Magenschmerzen das Solar-Plexus-Chakra durch Bernstein oder Zitrin, durch ein Lavendel-Duftöl und die Farbe Gelb aktivieren. Da auch die zu dem Chakra angegebenen Meridiane aufgeführt sind, können Sie sich zusätzlich die entsprechenden Punkte auf dem Magenmeridian, dem Milz-Pankreas-Meridian und dem Dreifach-Erwärmer-Meridian aussuchen und akupressieren.

Chakren und Drüsen

Alle Chakren sind mit den Drüsen verknüpft, die Drüsen sind die physischen Chakren. Unser Gefühlsleben wird weitgehend durch Hormone bestimmt. Die Drüsen produzieren Hormone. Darin liegt der Beweis, warum Akupressur auf die Psyche wirkt. Ich habe mir lange Zeit Gedanken gemacht, warum Akupressur das psychische Bild verbessert, fand aber keine Anhaltspunkte, da die Meridiane nicht dem Verlauf der Nervenbahnen entsprechen. Über die Chakren–Drüsenverbindung wird logisch nachvollziehbar, warum Akupressur positive Auswirkungen auf die Psyche hat: Die Punkte regen die Meridiane an und gleichen sie aus. Durch die Wirkung der Meridiane auf die Chakren wird deutlich, dass über die Chakren die Drüsenfunktion angeregt wird und somit die Hormonproduktion stimuliert und ausgeglichen wird.

Das Basis-Chakra

Namen: Muladhara-Chakra (Muladhara = Quelle/Sitz)
Andere Namen: Wurzel-Chakra, Sakral-Chakra, 1. Chakra
Sitz: zwischen Kreuzbein und Steißbein
Farbe: feuriges Rot
Steine: Achat, Blutstein, Blutjaspis, Granat, Rote Koralle, Rubin
Klang: Ton C und D
Aroma: Zeder, Nelke
Meridiane: Nieren-, Blasen-, Dickdarmmeridian
Drüsen: Keimdrüsen, Hoden und Eierstöcke
Lebensjahr: erstes Lebensjahr
Aufgabe: Urvertrauen, Durchsetzungskraft, ursprüngliche Lebensenergie, körperlicher Wille zum Sein, Lebenswille. »Gott ist in uns und wir sind in ihm.«
Blockierter Zustand: Unsicherheit, wenig körperliche und seelische Widerstandskraft, das Leben wird als Last und Bürde angesehen.
Affirmationen: »Ich vertraue der Existenz und Gott und erfreue mich meines Lebens! Ich fühle den Strom der Lebensenergie in mir und freue mich über meine Existenz. Alles ist gut!«

Das Sexual-Chakra

Namen: Sanskritname: Svadisthana-Chakra (Sva = Behausung/Wohnung)
Andere Namen: Sexual-Chakra, 2. Chakra, Kreuzzentrum
Sitz: zwischen dem 5. Lendenwirbel und dem Kreuzbein
Farbe: Orange
Steine: Karneol, Mondstein
Klang: Ton D
Aroma: Ylang-Ylang, Sandelholz
Meridiane: Leber-, Gallenblasen- und Dünndarmmeridian
Drüsen: Nebennierendrüsen
Lebensjahr: zweites Lebensjahr
Aufgabe: Sinnlichkeit, Kreativität, Staunen, Begeisterung, Sexualtrieb, Genusstrieb, mit dem Leben fließen, Vitalität
Blockierter Zustand: Zurückweisung oder Überbewertung der Sexualität
Affirmationen: »Meine Vitalität macht mir Freude. Ich fließe mit dem Leben. Meine Sexualenergie steht im Einklang mit meinen wahren Bedürfnissen. Ich genieße die Freuden des Lebens. Jeden Tag lerne ich mehr, meine Kreativität zu leben.«

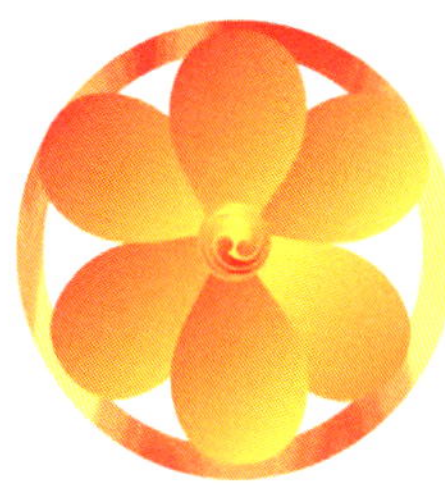

Das Solar-Plexus-Chakra

Namen: Sanskritname: Mani-pura-Chakra (Manipura = Nabel)
Andere Namen: Sonnengeflecht, Nabel-Chakra, 3. Chakra
Sitz: etwas oberhalb des Nabels, zwischen dem 12. Brustwirbel und dem 1. Lendenwirbel
Farbe: Gelb bis Goldgelb
Steine: Tigerauge, Bernstein, Zitrin, Edeltopas
Aroma: Lavendel, Rosmarin, Bergamotte
Klang: Ton E
Meridiane: Magenmeridian, Milz-Pankreas-Meridian, Dreifach-Erwärmer-Meridian
Drüse: Bauchspeicheldrüse
Lebensjahr: drittes Lebensjahr
Aufgabe: Verarbeitung von Gefühlen und Erlebnissen, Sympathien, Antipathien, Entfaltung der Persönlichkeit, Ruhelosigkeit, fehlende innere Gelassenheit
Blockierter Zustand: Macht ausüben
Affirmationen: »Mein Selbst entwickelt sich in Freiheit und Schutz. Ich ruhe gelassen in meiner Mitte. Alles ist gut. Ich ziehe die Menschen an, die meinen Heilungsprozess fördern. Ich ziehe die Menschen an, die mich lieben und verstehen. Ich finde meinen Ruhepol in mir selbst.«

Das Herz-Chakra

Namen: Sanskritname: Anahata-Chakra
Andere Namen: Herzzentrum, 4. Chakra
Sitz: auf Höhe des Herzens
Farben: Grün, auch Rosa und Gold
Steine: Smaragd, Jade, Rosenquarz
Aroma: Rosenöl
Klang: Ton F
Meridiane: Herz- und Kreislaufmeridian, Dreifach-Erwärmer-Meridian
Drüse: Thymusdrüse
Lebensjahr: viertes Lebensjahr
Aufgabe: Göttliche Liebe, Entfaltung der Herzensqualität, Mitempfinden, Hingabe, Heilung, Weltliebe, Menschenliebe, Gottesliebe
Blockierter Zustand: Herzlosigkeit, erwartet Anerkennung für seine/ihre Liebe
Affirmation: »Ich vertraue auf die Schönheit und Einzigartigkeit meiner Liebe.«
Liebe sollte immer als Geben und Nehmen begriffen werden und nicht als selbstlose Aufopferung. Nur so kann sich wahre Liebe entfalten. Liebe, die nur gibt und nicht nimmt, erfolgt nicht aus Liebe, sondern kann die Folge einer verzweifelten Suche nach Anerkennung sein. Diese Art von Liebe macht unfrei, da sie Gegenleistungen erwartet, die meistens nicht erfüllt werden können.

Das Kehl-Chakra

Namen: Sanskritname: Vishuddha-Chakra vishuddha = rein)
Andere Namen: Hals-Chakra, Kehlkopfzentrum, 5. Chakra
Sitz: In der Höhe des Kehlkopfes, zwischen dem 7. Halswirbel und dem 1. Brustwirbel
Farben: Hellblau, auch silbrig und grünlich Blau
Steine: Türkis, Chalcedon
Aroma: Salbei, Eukalyptus
Klang: Ton G
Meridiane: Lungenmeridian und Dreifach-Erwärmer-Meridian
Drüsen: Schilddrüse und Nebenschilddrüse
Lebensjahr: fünftes Lebensjahr
Aufgabe: Kommunikation, Selbstausdruck, Unabhängigkeit, Fantasie, Ideen, Einsichten, Wahrnehmung, Vermittler von Informationen
Blockierter Zustand: übertriebene Intellektualität, reflektiert nicht über Gefühle
Affirmationen: »Ich lerne jeden Tag mehr, mich auszudrücken. Ich lerne und verstehe. Ich lerne und verstehe und höre zu. Ich lerne durch Zuhören. Ich bin reich an Fantasie. Ich werde verstanden. Ich lerne, mich liebevoll auszudrücken. Ich lerne, liebevoll zu sagen, was ich fühle und denke.«

Das Stirn-Chakra

Namen: Sanskritname: Ajna-Chakra
Andere Namen: Drittes Auge, Befehl-Chakra, Inneres Auge, Auge der Weisheit, 6. Chakra
Sitz: auf der Stirn, etwas höher als die Augenbrauen.
Farben: Indigoblau, auch Gelb und Violett
Steine: indigoblauer Saphir, Lapislazuli
Aroma: Minze, Jasmin
Klang: Ton A
Meridiane: Blasen- und Magenmeridian
Drüsen: Hirnanhangdrüse (Hypophyse)
Lebensjahr: sechstes Lebensjahr
Aufgabe: Geisteskraft, Intuition, Erkenntnis, Manifestation, Wahrnehmung, plötzliche Erkenntnisse, höhere Einsicht
Blockierter Zustand: Macht wird demonstriert, Versuch, durch Gedankenkraft zu beeinflussen, Kopflastigkeit
Affirmationen: »Ich stehe in Verbindung mit dem kosmischen Bewusstsein. Ich vertraue auf meine Eingebung. Ich vertraue meiner Intuition.«

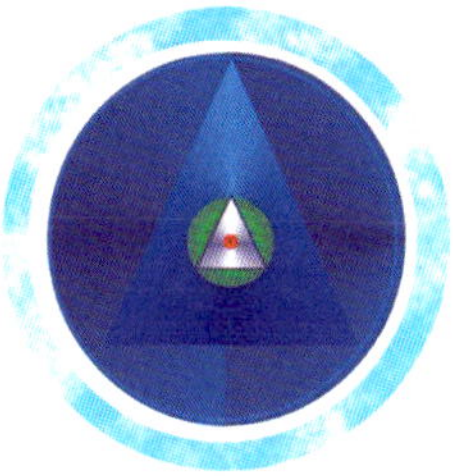

Das Kronen-Chakra

Namen: Sanskritname: Sahasara-Chakra
Andere Namen: Scheitelzentrum, tausendblättriger Lotus, 7. Chakra
Sitz: oberer Kopf, Scheitel
Farben: Violett, Weiß und Gold
Steine: Amethyst und Bergkristall
Aroma: Lotus und Olibanum (= Weihrauch)
Klang: Ton H
Meridiane: Lenkergefäß, alle Yang-Meridiane, Blasenmeridian
Drüsen: Zirbeldrüse, Epiphyse
Lebensjahr: siebtes Lebensjahr
Aufgabe: Vollendung, Gottesbewusstsein, höchste Erkenntnis durch direkte innere Schau, Vereinigung mit dem All-Seienden, universelles Bewusstsein
Blockierter Zustand: Nicht-öffnen-Können für spirituelle Wahrheiten
Affirmation: »Gott und ich sind eins.«

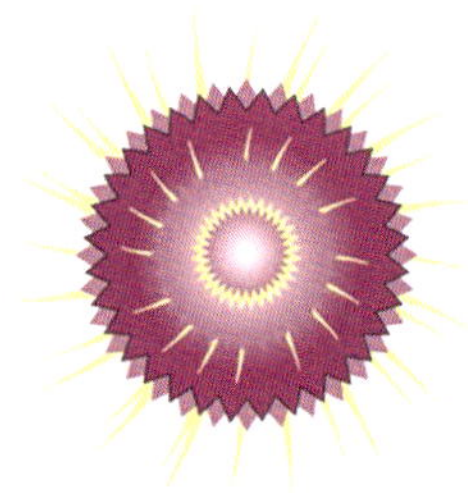

Service

Literatur

Binder, Walter: Klassische Akupunktur und Klinische Leitsymptome. Verlag für Naturmedizin und Bioenergetik, Deggendorf, 1984

Saul Goodman, Saul: Shiatsu. Ein praktisches Handbuch, Heinrich Hugendubel Verlag (Irisiana), München, 1993

Louise L. Hay: Gesundheit für Körper und Seele! Allegria Taschenbuch bei Ullstein Buchverlage GmbH, Berlin, 2013

Krämer, Dietmar: Neue Therapien mit Bachblüten 1, 2, 3. Ansata, München, 1989

Motoyama, Hiroshi: Theories of the Chakras, New Age Books, Delhi, 2016

Pschyrembel Klinisches Wörterbuch. De Gruyter, Berlin, 2001

Qingshan Liu: Qi Gong. Der chinesische Weg für ein gesundes, langes Leben, Heinrich Hugendubel Verlag, München, 1998

Therapeutische Hinweise und Erklärungen

A

Akne: Pusteln und Pickel auf der Haut, vor allem durch hormonelle Umstellung (Pubertät) oder durch falsche, schlechte Ernährung bedingt.

- Therapie: Punkte: 33, 34

Allergie: Überempfindlichkeit gegen bestimmte Stoffe, z. B. Nahrungsmittel, Blütenpollen oder Tierhaare. Oft kommt durch eine Allergie auch eine unbewusste Abneigung gegen eine bestimmte Substanz zum Ausdruck. Bei einer Allergie gegen Tierhaare werden oft die Seiten von Aggression und Sexualität nicht gelebt. Hundehaare weisen auf die Verdrängung der aggressiven Seite der Sexualität hin, Katzenhaare hingegen symbolisieren die weibliche Seite der Sexualität, Anschmiegsamkeit und Weichheit.

- Therapie: Punkt 34 – die gemiedenen Bereiche bewusst aufnehmen und nicht zu Feinden erklären.
- Affirmationen: »Ich schließe Frieden mit allem, was ist. Ich bin in Frieden eins mit allem Leben.«

Anabolismus: Herstellung organischer Moleküle, die reich an Energie sind. Aufbauphase des Stoffwechsels.

Angina: akute Gaumenmandelentzündung.

- Therapie: Punkte: 22, 23, 26 – Abwehrsystem stärken; siehe auch Kehl-Chakra.

Angina pectoris: Schmerzen im Brustkorb, die Sekunden bis Minuten anhalten und durch körperliche Anstrengung, Aufregung und Kälte ausgelöst werden. Atemnot und Todesangst sind Begleiterscheinungen. Dauernde Schmerzen sind Vorstufen zum Herzinfarkt.

- Therapie: ärztliche Behandlung erforderlich, als Begleitbehandlung: Punkt 21 – Bachblüten gegen Angst siehe auch Herz-Chakra und Herzmeridian

Armneuralgien: Schmerzen, die auf das Versorgungsgebiet eines Nervs und der Schulter beschränkt sind.

- Therapie: Punkt 21 – siehe auch Blasenmeridian wegen Verbindung von Sympathikus und Parasympathikus.
- Affirmation: »Ich entspanne meine Arme (Beine etc.).«

Arthritis: Gelenkentzündung in Kapsel, Knorpel und Knochen. Oft kann bei Menschen, die zu arthritischen Erkrankungen neigen, eine ausgeprägte Kritiksucht beobachtet werden.

- Therapie: Punkt 24 bei Arthritis in den Handgelenken, Punkt 30 bei Arthritis im Kiefergelenk, Punkt 55 bei Arthritis allgemein
- Affirmation: »Ich beschließe, mich und andere zu lieben und zu akzeptieren.«

Asthma: Anfallsweise auftretende Atemnot, die mit großer Angst einhergeht. Aus ganzheitlicher Sicht hat Asthma vor allem bei Kindern mit einem überentwickelten Gewissen zu tun.

- Therapie: Punkte: 3, 9, 14, 16, 21, 52, 55, Punkt 60 für asthmaähnliche Erscheinungen
- Bachblüten: Aspen, Mimulus (Angst), Pine (Schuldgefühle)
- Empfehlung: Luft-Kur ohne die Familie

Augendruckkrankheit: siehe grüner Star

B

Bauchspeicheldrüse: Eine Hormondrüse, deren Funktion eng an das vegetative Nervensystem gekoppelt ist und durch die Bildung des Insulins, das den Zuckerhaushalt reguliert, sowie durch die Abgabe wichtiger Enzyme für die Verdauung eine zentrale Bedeutung hat. Steht in Wechselwirkung mit den Hormonen der Schilddrüse und der Nebenschilddrüse. Das Solar-Plexus-Chakra (3. Chakra) steht mit der Bauchspeicheldrüse in Verbindung.

Bindehautentzündung: Rötung und Schwellung der Bindehaut, die durch äußere Reize (Staub) oder durch innere Reizung (Bakterien und Viren) hervorgerufen wird.

- Therapie: Punkte: 3, 18, 21, 34, 42, 45, 64, 67 – kalte Kamillenumschläge (Teebeutel) auf die geschlossenen Augen legen, ausruhen und nach innen sehen.
- Affirmation: »Ich schaue mir meine Konflikte bewusst an.«

Borderline-Syndrom: Psychiatrische Krankheitsbilder, die zwischen neurotischer und psychotischer Persönlichkeitsstörung liegen. Bei zugrunde liegender Ich-Schwäche und Identitätsstörungen unterscheidet sich das Borderline-Syndrom von den psychotischen Krankheitsformen durch eine relativ intakte Fassade, manchmal sogar überkompensierte und brillierende Ich-Funktion. Es besteht die Bereitschaft zu kurzen psychotischen Episoden, aber auch zu neurotischen Reaktionen.

- Therapie: Gehört in die Hände eines sehr erfahrenen und liebevollen Therapeuten. Punkt 50 hat möglicherweise Einfluss.

Bronchitis: Entzündung der Bronchialschleimhaut

- Therapie: Punkte: 8, 19, 21, 37, 50, 58 – Behandlung des Herz-Chakras, Lungenmeridians – Qi anregen
- Affirmation: »In mir und in meinem Umfeld sind Frieden und Harmonie.«

Brustfellentzündung: Entzündung des Rippenfells, hervorgerufen durch Lungenentzündung oder durch Verschluss einer Arterie (Embolie).

- Therapie: Punkt 19 – Qi anregen – sowie Herz- und Solar-Plexus-Chakra.

D

Depression: Gefühl von Traurigkeit und Ausweglosigkeit, begleitet von einem großen Schlafbedürfnis, Antriebsarmut, Appetit- und Libido-Verlust, Schlafstörungen, Schuldgefühlen, Gefühl der Wertlosigkeit; Störung der Vitalfunktionen. In der heutigen Zeit immer öfter vorkommend.

- Therapie: Punkte: 7, 9, 16, 37, 54
- Bachblüten: Pine, Mimulus, Larch

Diphtherie: Infektionskrankheit, die sich in Mund, Rachen und Kehlkopf durch Schluckbeschwerden und mäßiges Fieber (38/39 °C) äußert und bei Fortschreiten Auswirkungen auf Herz, Nieren und Nebennieren (siehe Chakra und Herzmeridian) haben kann.

- Bitte Krankheit nur im Anfangs- oder Endstadium in Absprache mit dem Arzt begleitend behandeln!
- Therapie: Punkt 19

Durchfall: Ernährungs- oder klimabedingte Entzündung im Darm, die sich durch Stuhlgang in flüssiger Form äußert. Eventuell werden zu viele Eindrücke aufgenommen, Eindrücke fallen unverdaut hindurch.

- Therapie: Punkte: 11, 13, 14, 19, 34, 36, 39, 47, 48, 50, 55, 64, 78

Dyshidrose: Störung der Schweißabsonderung, die zu juckenden Bläschen an den Händen und an den Füßen führt. Durch Kratzen Gefahr für Zweitinfektion (Lymphangitis).

- Therapie: Punkt 87

E

Eierstöcke: Keimdrüsen und Ausbildung der weiblichen Geschlechtsmerkmale, Regelung des weiblichen Zyklus, Fortpflanzung; das Basis-Chakra (1. Chakra) steht mit den Keimdrüsen und den Eierstöcken in Verbindung.

Ekzem: Juckender, schubweise auftretender Hautausschlag; oft Ausdruck dafür, dass Sie etwas juckt oder ärgert oder für nach innen gerichtete, verdrängte Aggressionen. Sie können dieses Gefühl integrieren oder versuchen, Ihre Aggressionen zum Beispiel an einem Punchingball auszulassen.

- Therapie: Punkte: 21, 26, 34, 64, 77; Punkt 49 bei Ekzem im Gesicht

Epilepsie: Fallsucht; Anfallserscheinungen mit Bewusstseinstrübung bzw. Bewusstlosigkeit durch Gehirnerkrankung oder hirnorganische Veränderung. Bei jedem Anfall werden Gehirnzellen zerstört. Emotionale Aspekte: Gefühl, verfolgt zu werden, Gewalt gegen sich selbst.

- Therapie: Punkte: 7, 59, 61
- Affirmation: »Ich selbst bin ewig und freudig im Frieden.«

Emphysem: Luftansammlung im Gewebe, meist in der Lunge, die durch Erweiterung der Lungenbläschen (Asthma, Rauchen) hervorgerufen wird; auch Lungenblähung genannt.

- Therapie: Punkte: 16, 20

Epiphyse: Zirbeldrüse, sondert Melatonin (fördert den Schlaf) ab, welche die Prolaktin-Synthese steuert. Prolaktin setzt nach vorheriger Wirkung von Östrogen und Progesteron die Milchbildung in Gang. Die Zirbeldrüse regelt zudem zentral die innere Zeitsteuerung. Das Stirn-Chakra (6. Chakra) sowie das Kronen-Chakra (7. Chakra) stehen mit der Epiphyse in Verbindung.

Erotomanie: Liebeswahn; unwiderstehliche meist platonische Liebe zu einer unerreichbaren Person oder der Glaube (»Wahn«), von dieser Person geliebt zu werden.

- Therapie: Punkt 13

F

Frigidität: mangelnde sexuelle Lust bei Frauen, aus Stress, Mangel an Entspannung, Mitgefühl, Verständnis und anderen Gründen (immer häufiger vorkommend).

- Therapie: Punkt 50
- Affirmation: »Ich werde geliebt und begehrt so wie ich bin.«

G

Getrübte geistige Präsenz: fehlende Geistesgegenwart, geistige Abwesenheit.

- Therapie: Punkte: 2, 64, 67
- Bachblüte: Clematis

Grauer Star: Trübung der Augenlinse (Katarakt) durch verschiedene Ursachen. Der Blick ist getrübt, man »macht die Läden dicht«.

- Therapie: Punkte 24, 57, 65, 67 – nach innen schauen
- Affirmation: »Das Leben ist ewig und von Freude erfüllt.«

Grüner Star: Augenkrankheit, die durch Erhöhung des Augeninnendrucks entsteht (Glaukom). Verletzte Gefühle; die Weite des Lebens geht verloren, Unversöhnlichkeit.

- Therapie: Punkte: 2, 4, 18, 34, 49 – den Tränen freien Lauf lassen
- Affirmation: »Ich sehe mit Liebe, Vergebung, Zärtlichkeit.«

H

Herpes simplex: Entzündliche Viruskrankheit mit juckendem, bläschenartigem Hautausschlag an Lippen, Nase und äußeren Geschlechtsteilen.

- Therapie: Punkt 21 – Punkte 1 und 21 bei Herpes an den Lippen

Herpes zoster: Entzündliche Viruserkrankung, mit einseitigem, sehr schmerzhaftem Hautausschlag im Verlauf der Nervenbahnen (Gürtelrose); wird ausgelöst durch den Windpockenvirus, der durch seelische Überforderung und körperliche Überanstrengung aktiviert werden kann und entlang der Nervenfasern aufsteigt. Gürtelrose weist auf innere Spannung und Autoaggression hin.

- Therapie: Punkte: 21, 37, 56
- Affirmation: »Ich akzeptiere und entspanne mich.«

Heuschnupfen: Allergisch bedingter Schnupfen mit Niesattacken, Bindehautentzündung und Asthmaanfällen.

- Emotionale Aspekte: Schuldgefühle, emotionale Stauung, Glaube, verfolgt zu werden.
- Therapie: Punkte: 2, 34 – Reiki-Mentalbehandlung
- Affirmation: »Ich bin eins mit allem Leben. Ich bin in Sicherheit.«

Hexenschuss (Ischias): Krampfartiger, sehr heftiger Schmerz in der unteren Wirbelsäule, u. a. durch Vorfall der Bandscheiben, Nervenzerrung, finanzielle Sorgen und Angst vor der Zukunft.

- Therapie: Punkte: 44, 54, 61, 65, 73 – Bettruhe, später nach Besserung des Allgemeinzustandes, Stärkung der Beckenmuskulatur durch gymnastische Übungen und Massage
- Affirmation: »Ich bin sicher und geborgen. Gott ist überall. Ich bin auf dem Weg zur finanziellen Freiheit.«

Hitzeerkrankungen: alle Erkrankungen, die durch Einwirkung von Hitze entstehen, z. B. Sonnenstich.

- Therapie: Punkt 73

Hirnprellung: wird durch äußere Verletzung hervorgerufen.

- Therapie: viel Ruhe, Punkt 63
- Bachblüten: Honeysuckle, Rock Rose

Hormone: Botenstoffe, die von den Hormondrüsen (Hypophyse, Epiphyse, Schilddrüse, Thymusdrüse, Bauchspeicheldrüse, Nebennieren, Keimdrüsen und Eierstöcke) in die Blutbahn abgegeben werden. Neben dem Nervensystem ist das Hormonsystem wichtig für das geordnete Zusammenspiel aller Körperfunktionen. Jede Hormondrüse steuert eine Vielzahl körperlicher Vorgänge (siehe einzelne Drüsen). Die Chakren sind direkt mit den Drüsen verbunden, was die Wirkung der Chakren auf unsere Stimmung erklärt.

Hypersensibilität: Überempfindlichkeit, Sensibilitätsstörungen (meines Erachtens eine sehr relative Bezeichnung, denn jeder ist verletzlich und sensibel). Gerade rohe und gewalttätige Menschen verstecken ihre Sensibilität häufig aus Angst, verletzt zu werden.

- Therapie: Punkt 39
- Affirmation: »Meine Engel schützen mich.« Letztendlich ist jeder von uns in seiner Seele unverletzbar. Die hier genannte Affirmation hilft, den Glauben daran zu stärken.

Hypochonder: Eingebildeter Kranker; man hat dieses und jenes, es können jedoch keine organischen Fehlfunktionen festgestellt werden. Emotionale Aspekte: Fehlen von Aufmerksamkeit. Möchte über seine Krankheitssymptome Aufmerksamkeit erregen, schlimmstenfalls erpressen.

- Therapie: Punkte: 9, 15, 55
- Bachblüte: Heather
- Affirmation: »Ich werde so geliebt und anerkannt, wie ich bin.«

Hypophyse: Hirnanhangsdrüse; ist direkt mit dem Hypothalamus verbunden. Im Hypothalamus befinden sich dem vegetativen Nervensystem übergeordnete Zentren, die die wichtigsten Regulationsvorgänge des Organismus zusammenfassend steuern, z. B. Wärmeregulation, Wach- und Schlafmechanismus, Blutdruck und Atmungsregulation, Fett- und Wasserstoffwechsel, Genitalfunktion, Schweißsekretion. Das Stirn-Chakra (6. Chakra) und das Kronen-Chakra (7. Chakra) stehen mit der Hypophyse in Verbindung.

Hysterie: Übersteigertes seelisches Verhalten, das der realen Situation nicht angemessen ist.

- Therapie: Punkte: 6, 73 (zur Entspannung)
- Affirmation: »Ich bin sicher und geborgen.«

I

Impotenz: Fehlende sexuelle Erregung beim Mann, durch Stress, Mangel an Entspannung, Liebe, übermäßigen Alkohol- oder Fernsehkonsum und Leistungsdruck hervorgerufen.

- Therapie: Punkte 53, 56 – anregen des Sexual-Chakras

K

Katabolismus: Transformationsprozess nützlicher Zellenergie, die organische Materie enthält. Stoffwechsel-Abbauphase.

Katarrh: Virusinfektion an den Schleimhäuten mit reichlicher Absonderung (Schleim, Eiter, Gewebe; katarrhein heißt herabfließen), meist im Bereich der Atmungsorgane (Bronchitis)

- Therapie: Punkt 5 – das Lymphsystem sollte entschlackt werden

Keuchhusten: Stickhusten, Infektionskrankheit (im Säuglings- und Kleinkindalter lebensbedrohlich) mit starken Hustenanfällen und Erbrechen.

- Therapie: Punkte: 8, 27, 60 – Eukalyptusdampf im Zimmer. Wie bei allen Infektionen: Qi zuführen; bei starker Verschlimmerung den Arzt holen.
- Bachblüte: Rock Rose (Panik)

L

Lampenfieber: Angst vor Versagen

- Therapie: Punkte: Angstpunkte z. B. Punkte 3 und 37; Nasenatmungsübung
- Bachblüten: Mimulus, Rock Rose, Rescue, Larch, Gentian
- Affirmationen: »Das Höchste und Beste führt mich. Ich glaube an mich und meine Fähigkeiten. Gott beschützt mich.«

Legasthenie: Lese- und Rechtschreibschwäche bei normaler und überdurchschnittlicher Intelligenz.

- Therapie: Punkt 6
- Bachblüten: Larch, Olive, Gentian, Mimulus
- Öffnen zur emotional-kreativen Seite, zeitweiliges Abwenden von Lesen und Schreiben zum Ausgleich. Die liegende Acht mit beiden Händen in die Luft zeichnen.

Leukämie: Erkrankung der weißen Blutzellen, der Leukozyten (leukos: weiß). Unterdrückung der Inspiration.

- Therapie: Punkt 34; siehe auch Stirn-Chakra, Kreislauf- und Dreifach-Erwärmer-Meridian
- Affirmationen: »Ich lasse meiner Fantasie freien Lauf und vertraue meiner Eingebung. Es ist gut, ich selbst zu sein.«

Libido, Störung: Sexuelles Verlangen, Geschlechtskraft

- Therapie: Punkt 13

Lymphsystem, gestörtes: Ein dem Blutkreislauf ähnliches Gefäßsystem, das aus den sog. Lymphgefäßen besteht. Die Lymphe ist eine hellgelbe Flüssigkeit, die sich in diesem System sammelt. In den Lymphgefäßen sind regionale Lymphknoten, die eine Filter- und Abwehrfunktion haben und bei Entzündung durch körperfremde Substanzen (Mikroben, Gifte) anschwellen. Eine Einschränkung oder ein Zusammenbrechen des Lymphsystems geht meist mit einer Lebenssituation einher, die nicht mehr tragbar ist und so das Nervensystem belastet. Die Überbelastung des Nervensystems führt dann zum Zusammenbrechen des Lymphsystems.

- Therapie: Punkt 50 – Nierenmeridian behandeln; um die Ausscheidung zu unterstützen vorbeugend Lymphdrainage. Eine Veränderung der gesamten Lebenssituation ist angezeigt.

M

Magenpförtnerkrampf: Krampfzustand der Magenausgangsmuskulatur, der zu schwallartigem Erbrechen führt.

- Therapie: Punkt 76

Magenschleimhautentzündung: Entzündung der Magenschleimhaut, hervorgerufen durch hektisches Essen, Stress und Vergiftungen.

- Therapie: Punkt 26, 78 – Nahrungsumstellung, bewusstes Entkrampfen des Magens.
- Bachblüte: Gentian

Menstruationsbeschwerden: Ablehnung der eigenen Weiblichkeit (Yin), Widerstand gegen Offenheit und Hingabe.

Wir Frauen gehen durch einen wichtigen Reinigungsprozess an den Tagen und sollten diesen entsprechend würdigen und nicht nur als Übel ansehen, sondern als Aufforderung, uns um uns selbst zu kümmern und uns Gutes zu tun.

- Therapie: Einnahme von Magnesium zur Entkrampfung der Muskulatur. Sexual-Chakra und Konzeptionsgefäß behandeln
- Affirmationen: »Ich akzeptiere meine ganze Kraft als Frau und alle Vorgänge in meinem Körper«.

Menstruationsunregelmäßigkeiten:

- Therapie: Punkt 11, bei zu lang andauernder Blutung. Punkt 24, bei unregelmäßiger Blutung. Punkt 51, bei seltener Regelblutung – Sexual-Chakra behandeln

Migräne: Anfallsweise auftretender, meist halbseitiger, extrem starker Kopfschmerz, der Stunden oder Tage andauern kann, meist begleitet von Übelkeit oder Sehstörungen. Es kann beobachtet werden, dass sich Menschen, die an Migräne leiden, gegen den Fluss des Lebens stellen; oft auch Ausdruck sexueller Probleme, die in den Kopf geschoben werden.

Meine Erfahrung hat gezeigt, dass hier Akupressur gut wirkt, um nicht zu sagen, ist sie die beste Selbsthilfemethode bei Migräne überhaupt.

- Therapie: Punkte: 7, 18, 21, 28, 30, 55, 68, 69, 73.
- Bei Migräne, die von Erbrechen begleitet ist: Punkt 73.
- Bei Migräne, die mit Sehstörungen (Augenflimmern) einhergeht: Punkte 18, 68.
- Bei Migräne, die von den Halswirbeln ausgeht: Punkte 27, 30, 31.
- Behandlung des Sexual-Chakras und Entspannungsübungen
- Affirmationen: »Ich entspanne mich im Strom des Lebens und lasse das Universum bequem für mich sorgen.« »Täglich entspanne ich mich ein wenig mehr.«

Metabolismus: Stoffwechsel

Mittelohrentzündung: schmerzhafte Entzündung im Mittelohr

- Therapie: Punkte: 28, 29 – Qi stärken/Ohrkerzen, z. B. Hopikerzen (dabei immer darauf achten, dass beide Ohren behandelt werden – nicht im Akutfall benutzen)

N

Nasennebenhöhlenentzündung: Die Nase steht in organischer Verbindung zum Lungenmeridian und in psychischer zu Macht, Stolz und Sexualität.

- Therapie: Punkte: 5, 18, 21, 32, 68 – regelmäßig Pranayama-Übung machen und Nase reinigen (z. B. durch Nasenspülungen, die sich bequem mit Hilfe eines Nasenspülkännchens durchführen lassen – im akuten Entzündungszustand nur nach Absprache mit dem Therapeuten).

Nebennieren: bestehen aus der Nebennierenrinde und dem Nebennierenmark und bilden ca. 40 Hormone (z. B. Adrenalin, Kortison). Regulation des Mineralstoffwechsels, des Wasser- und Zuckerhaushaltes sowie des Blutdrucks. Das Sexual-Chakra (2. Chakra) steht in Verbindung mit den Nebennieren.

Nervensystem, autonomes: steuert alle lebensnotwendigen Grundfunktionen des Körpers, die nicht mit dem Willen beeinflusst werden können, und ist ständig aktiv. Siehe auch Parasympathikus und Sympathikus.

Nervensystem, somatisches: steuert alle Vorgänge, die uns bewusst sind und die wir willentlich beeinflussen können.

Nervensystem, zentrales (ZNS): besteht aus ca. 100 Milliarden Zellen und ist für das logische Denken, das Bewusstsein, das Gedächtnis, die Bewegungskoordination (Motorik), die Aufnahme und Weiterleitung von Informationen (in Form von Verhalten, Organtätigkeit) und für die Emotionen zuständig.

Nervosität: Nervenstörung, unter der sehr viele Menschen leiden, äußert sich durch Zittern, Schlafstörungen, Verdauungs- und Potenzstörungen; gelegentlich depressive bis paranoide Stimmungen.

- Therapie: Punkte: 18, 21, 34, 36, 57, 72, 73
- Bachblüten: Rescue Remedy, Mimulus
- Affirmation: »Ich vertraue mich dem Fluss des Lebens an.«

Neuralgien: Schmerzen im Bereich eines Nervs

- Therapie: Punkt 29 bei Neuralgien im Nacken und im Oberkiefer. Punkt 25 bei Neuralgien in der Schulter und im Arm.

Neurosen: Seelisch bedingte Krankheiten, die auch zu körperlichen Funktionsstörungen führen können.

- Therapie: Punkte: 4, 37, 39, 40, 44, 61 (zur Unterstützung bei Neurosen, Nervenschwäche und neurotischen Krisen)

Nymphomanie: Krankhafte Übersteigerung des sexuellen Verlangens, kann auch ein verzweifeltes Suchen nach Liebe und Anerkennung sein.

- Therapie: Punkt 13
- Affirmation: »Ich werde um meiner selbst willen geliebt.«

O

Ödeme: Wassersucht; Wasseransammlungen durch Herz- oder Nierenschwäche, Eiweißverlust und Störung des Lymphabflusses.

- Therapie: Punkte: 60, 62

Osteoporose: Knochenabbau durch Verminderung des Knochengewebes, bedingt durch den vermehrten Kalziumabbau ab dem 25. Lebensjahr.

- Therapie: Punkt 69, vorbeugend ab dem 25. Lebensjahr oder ab der ersten Schwangerschaft, Punkt 71, siehe auch Gallenblasenmeridian Seite 129
- viel Bewegung, Regelung des Säure-Basen-Haushaltes und Einnahme von homöopathischem Kalzium.

P

Parasympathikus: ist der Gegenspieler des Sympathikus, der ohne diesen nicht betrachtet werden kann. Er fördert den entspannten Zustand. Wir werden schläfrig, die Aufmerksamkeit wird der Außenwelt abgezogen, die Durchblutung der Skelettmuskeln geht zurück, das Herz schlägt langsamer und die Pupillen verengen sich. Die beiden Systeme von Sympathikus und Parasympathikus sind nicht zu trennen, sie stehen in ständiger Wechselwirkung. Erst ihr Zusammenspiel ermöglicht eine harmonische Funktion des Gesamtorganismus. Eine der Hauptkrankheitsursachen der heutigen Zeit ist, dass der Mensch überwiegend mit dem Abwehrverhalten, also dem Sympathikus (Yang) reagiert und dem Parasympathikus (Yin) zu wenig Raum gibt. Folgende Reaktionen gehören zum Parasympathikus: Verdauungsreaktion, Lockern der Muskeln, erhöhte Hautdurchblutung, Verlangsamen und Kräftigen des Herzschlags, niedriger Blutdruck, Verengung der Pupillen, Anregung der Verdauungsorgane.

Pfortader, Bluthochdruck: Eine große Vene, die das aus der Bauchhöhle zurückfließende Blut sammelt.

- Therapie: Punkt 52

Phantomschmerz: Schmerzen an nicht mehr vorhandenen, also amputierten Gliedmaßen.

- Therapie: Punkte: 24, 26, 73 – viel Liebe schicken!

Phobien: Übersteigerte, unangepasste Angst z. B. davor, eingeschlossen zu sein, vor Tieren, Dunkelheit, offenen Plätzen

- Therapie: alle Angstpunkte: 4, 13, 15, 31, 38, 53 – alle Bachblüten gegen Angst. Mentalbehandlung.
- Affirmation: »Ich bin jeden Tag ein bisschen freier von Angst.«

Präsenz, geistige: Geistesgegenwart

- Therapie: Punkte 2 und 64

Pseudokrupp: Durch Luftverschmutzung ausgelöste Hustenanfälle mit gleichzeitiger Kehlkopfentzündung.

- Therapie: Punkt 20 – Kehl- und Herz-Chakra. Wenn möglich: Wohnortwechsel.

Psychosen: Psychische Störungen, die die Struktur des gesamten Erlebens ändern.

- Therapie: Punkt 50

Psychosomatische Krankheiten: Auf psychische Ursachen zurückzuführende körperliche Krankheiten.

- Therapie: Punkte 37, 55 (siehe auch Schmerzen, psychosomatische)

R

Roemheld-Syndrom: Verschiebung des Herzens nach oben, durch geblähten Magen oder geblähte (Zwerchfellhochstand) Därme, äußert sich durch Herzbeschwerden, Magenschmerzen, Übelkeit.

- Therapie: Punkte: 15, 16 – Herz- und Solar-Plexus-Chakra

S

Satyriasis: Männliche Version der Nymphomanie. Krankhafte Übersteigerung des sexuellen Verlangens, kann auch ein verzweifeltes Suchen nach Liebe und Anerkennung sein.

- Therapie: Punkt 13
- Affirmation: »Ich werde um meiner selbst willen geliebt.«

Schilddrüse: eine kleine Drüse mit großer Wirkung, die am Hals unterhalb des Kehlkopfes liegt und die Luftröhre umgibt. Sie hat Einfluss auf den gesamten Hormonspiegel und eine direkte Verbindung zur Nebenschilddrüse und zur Hirnanhangdrüse (Hypophyse, siehe Chakren). Die Schilddrüsenhormone bestimmen entscheidend die Stoffwechsellage, den Energieverbrauch, den Jodstoffwechsel, die Körperwärme, die Aktivität von Nerven, Muskeln, Herz, Kreislauf, Magen, Darm, das seelische Wohlbefinden, die Sexualität und die körperliche und geistige Entwicklung bei Kindern. Das Kehl-Chakra (5. Chakra) steht mit der Schilddrüse in Verbindung.

Bei Verdacht auf eine Fehlfunktion sollte in jedem Fall ein Facharzt aufgesucht werden. Zudem kann in Absprache mit dem Arzt das Schilddrüsenhormon Thyroxin zugeführt werden.

Fehlfunktionen der Schilddrüse können sich in Depressionen, fehlender Lebenslust, Stimmungsschwankungen, Hysterie und einem »Es-wird-mir-alles-zu viel-Gefühl« äußern.

- Therapie: Punkte: 7, 39, 42, 51, 61 und 74

Schmerzen: allgemeine Schmerzen (mehr darüber im Abschnitt »Akupressur bei Notfällen«, Seite 24)

- Therapie: im Anfangsstadium: Punkt 55. Arme und Schultern: Punkt 47. Brustkorb: Punkt 12. Ferse: Punkt 74. Fingergelenke: Punkt 43. Nackenwirbel: Punkt 27. Oberbauch: Punkt 41. Unterbauch: Punkte 20 und 65. Sprungbein: Punkt 60

Schmerzen, psychosomatische: Darunter versteht man Schmerzen, die seelische Hintergründe haben.

- Therapie: Punkte 7, 16, 28 und 55

Schulter-Arm-Neuralgien: siehe Neuralgien

Sehnenscheidenentzündung: Entzündung an den Handgelenken und im Unterarm, die meist durch einseitige Überanstrengung und durch Abneigung gegen die jeweilige Arbeit entsteht.

- Therapie: Punkte: 38, 51, 52 – Ruhe des befallenen Körperteils (siehe auch Kreislaufmeridian, Seite 125)

Sucht: Dieses Thema habe ich hier aufgegriffen, weil viele Menschen, die das Trinken oder Rauchen aufgeben wollen, davon ausgehen, dass sie von ihrer Sucht durch einige wenige Akupunktur- oder Akupressur-Behandlungen geheilt werden.

Da meiner Meinung nach Sucht immer eine Ersatzhandlung ist und letztendlich danach gesucht wird, was in der Kindheit verwehrt wurde, erfordert die Behandlung von Suchterkrankungen (Esssucht, Arbeitssucht, Eifersucht, Kritiksucht) die Einbeziehung psychotherapeutischer Fragestellungen und dies vor allem mit Hilfe eines ganzheitlich denkenden Therapeuten. Sie können durch Akupressur und zusätzlich durch die Behandlung mit Bachblüten oder Reiki das energetische Geschehen unterstützen und mögliche Entzugserscheinungen lindern.

Zur unterstützenden Behandlung von Suchterkrankungen empfehle ich folgende Punkte:

- zur Beruhigung, Punkte: 7, 16, 37
- zur Stimmungsaufhellung, Punkt: 73
- bei Alkoholsucht, Punkte: 40 (Melancholie), 65 (unterstützt die Leber), 58 (periodische Trunksucht), 2 (erzeugt Brechreiz bei Betrunkenen)
- bei Übergewicht, Punkte: 76 (Völlerei und Verstopfung), 73 (Beruhigung), 94 (Willenskraft) sowie die Punkte des Milz-Pankreas-Meridians 77 und 78 zur Unterstützung des Bindegewebes.
- bei Nikotinsucht, Punkte: 21 (Lunge), 73 (Beruhigung).

Falls Sie den Entschluss gefasst haben, zu- oder abzunehmen, das Rauchen oder Trinken aufzugeben, gehen Sie nett mit sich um und erwarten Sie nicht zu viel von sich selbst oder anderen. Sicherlich finden Sie auf Ihrem Weg viele, die ähnliche Erfahrungen gemacht haben und Ihnen weiterhelfen können. Suchen Sie nicht nach den wirklichen Lösungen, so verlagern sich die Probleme auf eine andere Ebene und früher oder später werden Sie wieder in Ihre alte Gewohnheit zurückfallen, nur eben mit der unerfreulichen Einsicht, dass Sie es nicht geschafft haben.

Ich wünsche Ihnen viel Erfolg bei der Veränderung Ihrer Wahrnehmung und Lebenseinstellung. Leben und Selbsterfahrung sind ein Abenteuer. Mit dieser Einstellung können Sie selbst schwierigste Phasen als Beobachter an sich vorüberziehen lassen und müssen sich nicht zwangsweise damit identifizieren. Wir haben alle mehr Größe als unsere emotionalen Ängste, Blockaden und unser Verstand uns vorgeben wollen. Meiner Erfahrung nach sind Seele, Geist und Höheres Selbst reine Liebe, unendlich und nicht verletzbar.

Sympathikus: Er ist der Gegenspieler des Parasympathikus, kann allerdings nicht ohne ihn betrachtet werden. Der Sympathikus (Yang) wird bei Stress maximal aktiviert. Der Körper schaltet auf Abwehrverhalten. Die Atmung wird gesteigert, die Pupillen erweitert, bei Tieren sträuben sich die Nackenhaare. Der Blutdruck, die Muskeldurchblutung und die Herzfrequenz nehmen zu, während die Darm- und die Hautdurchblutung abnehmen. Der ganze Organismus sammelt alle Energien nach innen, um sich auf Angriff oder Flucht vorzubereiten, er befindet sich im Zustand der Spannung. Bei Streit zum Beispiel ist der Sympathikus maximal aktiviert.

T

Thymusdrüse: zentrales Organ des Lymphsystems, steuert die körpereigene Abwehr. Nach der Pubertät bildet sich die Thymusdrüse zurück, ist jedoch bis ins hohe Alter aktiv. Das Herz-Chakra (4. Chakra) steht mit der Thymusdrüse in Verbindung.

V

Verstopfung: Menschen, die unter Verstopfung leiden, sind manchmal aus der Angst heraus, es könnten schlechte Zeiten kommen, geizig.

- Therapie: Punkte: 14, 33, 34, 36, 63, 64, 65 und 76
- Affirmationen: »Je mehr ich Vergangenes loslasse, desto mehr kann Neues und Vitales in mein Leben treten«

W

Wechseljahre: Sie können im Alter von 35 bis 55 bei Frauen (auch Klimakterium genannt) und teilweise auch bei Männern auftreten und bringen unangenehme Begleiterscheinungen mit sich wie: nächtliches Schwitzen, unerklärliche plötzliche Depressionen, Stimmungsschwankungen einhergehend mit dem Gefühl der Wertlosigkeit und des Nicht-mehr-gebraucht-Werdens, Gewichtszunahme und anderen psychosomatischen Erkrankungen. Die Hormonproduktion ändert sich. Während in der Pubertät das weibliche Hormon und bei Männern die männlichen Hormone zunehmen und die Geschlechtsteile ausgebildet werden, so ist dies der rückläufige, von der Natur vorgesehene Prozess. Die Wechseljahre selbst sind keine Krankheit! Ärzte empfahlen früher die Einnahme von Hormonen, deren Nebenwirkungen nicht einzuschätzen sind (Krebsrisiko). Es ist aber auch möglich, auf natürlichem Wege in dieser Zeit mit sich in Einklang zu kommen. Unterstützend wirken neben Akupressur Reiki, Qi Gong, Yoga, Kräuterteemischungen und einfach die Akzeptanz, dass sich entscheidende Veränderungen in unserem Leben abspielen, die wir annehmen sollen.

- Therapie: Punkte: In jedem Fall Leber- und Gallenblasenmeridian ausgleichen, da beide auch mit dem Sexual-Chakra verbunden sind.
- Punkte: 7, 9, 16, 37 und 54 bei Depressionen
- Punkte: 11, 34, 36, 39, 50, 51, 52, 55, 61 und 69 bei Schlaflosigkeit
- Punkte: 66 und 70 bei Hitze im Kopf
- Punkte: 41 und 57 bei allgemeinen klimakterischen Befindlichkeitsstörungen
- Punkt 52 bei Stimmungsschwankungen
- Punkte: 11, 24 und 51 bei Menstruationsunregelmäßigkeiten
- Bachblüten: Walnut, Mustard (als Unterstützung für den sich vollziehenden Wandel), Scleranthus (als Entscheidungshilfe und bei Hitze- und Kälteempfinden), Rescue Remedy (falls sich der Zustand überfallartig zeigt), Gorse (bei Depressionen), Centaury (zur Abgrenzung nach außen).
- Tees: Salbeitee, grüner Tee, Brennnesseltee, Hopfen, (Johanniskraut ist mit Vorsicht zu genießen, da sich bei Sonnenbädern hässliche braune Flecken auf der Haut bilden können).
- Heilsteine: der blaue Chalzedon und alle Steine, die das Sakral-Chakra positiv beeinflussen. Außerdem hilft auch ein schönes, entspannendes Wannenbad mit Kerzen, Musik und guten heilsamen Düften.
- Affirmation: »Ich akzeptiere meine ganze Kraft als Frau/Mann und alle Vorgänge in meinem Körper als normal und natürlich.«

Winderkrankungen: Wind kann als Störenergie unser Energiefeld sehr beeinträchtigen. Wer nach einer Autofahrt unter einem steifen Hals gelitten hat, der weiß, wovon ich spreche.

- Therapie: Punkte: 27, 29 (Windschirm), 52 und 76

Windpocken: siehe auch Herpesvirus

- Therapie: Punkt 42 – juckende Stellen mit Lehm oder parfümfreiem Körperpuder schützen.

Stichwortregister

Verwendete Zeichen und Abkürzungen

Die Akupressur-Punkte werden jeweils als Punkt dargestellt, danach folgt die Nummer.

Akupressur-Punkte ●1–94

- – zeigt zu wenig Energie im Meridian an
- \+ zeigt zu viel Energie im Meridian an

Lu Lungenmeridian
Di Dickdarmmeridian
Ma Magenmeridian
Mp Milz-Pankreas-Meridian
He Herzmeridian
Dü Dünndarmmeridian
Bl Blasenmeridian
Ni Nierenmeridian
Ks Kreislaufmeridian
3E Dreifach-Erwärmer-Meridian
Gb Gallenblasenmeridian
Le Lebermeridian

A

I

Empfehlungen der Autorin

Akupressur-App mit 555 Behandlungsmöglichkeiten (für iPhones)

Gratisversion: AcuApp Akupressur
apps.apple.com/de/app/acuapp-akupressur/id510935540

Premiumversion: AcuApp Premium
apps.apple.com/de/app/acuapp-premium/id450745402

Bibliografische Information der Deutschen Nationalbibliothek
Die Deutsche Nationalbibliothek verzeichnet diese Publikation in der Deutschen Nationalbibliografie; detaillierte bibliografische Daten sind im Internet über http://dnb.d-nb.de abrufbar.

Programmplanung: Katja Liese
Projektmanagement: Manuela Hunfeld
Bildredaktion: Christoph Frick, Marie Crämer

Umschlaggestaltung: © Thieme
Layout: CYCLUS · Visuelle Kommunikation, Stuttgart

Bildnachweis:
Covergestaltung: © Thieme
Bildnachweis Cover: © Kirsten Oborny
Autorinnenfoto: © Viola Ranglack
People-Fotos: © K. Oborny/Thieme
Zeichnungen: S. 111: Christine Lackner, Ittlingen; alle weiteren Zeichnungen: © Jörg Mair
Chakren-Bilder: © Maitri Hillebrecht
Die abgebildeten Personen haben in keiner Weise etwas mit der Krankheit zu tun.

1. Auflage 2024

TRIAS Verlag in Georg Thieme Verlag KG
Rüdigerstraße 14, 70469 Stuttgart, Germany
www.trias-verlag.de

Printed in Germany

Satz und Repro: Fotosatz Buck, Kumhausen
Druck: AZ Druck und Datentechnik GmbH, Kempten

Gedruckt auf chlorfrei gebleichtem Papier

ISBN 978-3-432-11805-5 2 3 4 5 6

Auch erhältlich als E-Book:
eISBN (ePub) 978-3-432-11806-2

TRIAS, einer der führenden Ratgeberverlage im Bereich Gesundheit, gehört zur Thieme Gruppe, marktführender Anbieter medizinischer Fachinformationen und Services. Anspruch der Thieme Gruppe ist es, den im Gesundheitswesen tätigen Berufsgruppen sowie allen an Gesundheit Interessierten genau die Informationen und Angebote bereitzustellen, die sie in einer bestimmten Arbeitssituation oder Lebensphase benötigen. Durch die hohe Qualität und zielgruppenspezifische Relevanz der angebotenen Leistungen bereitet Thieme den Weg für eine bessere Medizin und mehr Gesundheit im Leben.

Thieme